Marta Rosado

UN CULO 10

Rutinas, ejercicios y el entrenamiento más exclusivo y efectivo para esculpir tu trasero

Deporte · Editorial Arcopress
Directora editorial: Isabel Blasco
Diseño y maquetación: Teresa Sánchez-Ocaña

Fotos:
Judith Gutierrez
Adriana Espinoza
Andrés Entero
Carlos Aragón

Imprime: Gráficas La Paz
ISBN: 978-84-17057-54-1
Depósito Legal: CO-839-2018
Hecho e impreso en España - *Made and printed in Spain*

A la mejor
persona del
mundo,
mi madre

Índice

PRÓLOGO

Los que me conocéis ya sabéis que no soy muy de estar parado, me encanta moverme, me siento bien cuando me muevo y soy feliz en movimiento.

Si hay algo indudable, es que si queremos mantener nuestro cuerpo sano y lograr ese ansiado bienestar tenemos que hacer ejercicio. ¡El ser humano necesita moverse!

El movimiento genera energía, pero no es una energía cualquiera; es una energía que nos permite algo más que una distancia física, nos permite alcanzar metas, nos da vitalidad y nos llena de sentimientos buenos.

Cuando hablo de energía, de entusiasmo, de alcanzar metas, siempre me viene a la cabeza la imagen de una mujer que derrocha optimismo por cada poro de su piel.

Hace tiempo que tengo la suerte de conocer a Marta Rosado, una mujer increíble que, como decía antes, tiene siempre a tope sus depósitos de energía. He tenido el enorme placer de compartir con ella trabajo y momentos únicos. Marta es una gran profesional y, sobre todo, una gran persona que no se conforma con guardar esta energía para sí misma, sino que quiere compartirla y contagiar su entusiasmo allá por donde pasa. Y es que nuestra Marta, ¡no para! y no va a permitir que tú, que me estás leyendo, lo hagas.

Mujer generosa donde las haya, ha decidido plantar su semillita de entusiasmo y ayudarnos a vencer la apatía. En definitiva, ha decidido levantarnos del sofá para provocar el bienestar que solo la actividad física puede generarnos. Y lo hace a través de este fantástico libro.

El cuerpo se compone de aproximadamente 650 músculos. Todos estos músculos son importantísimos para el correcto funcionamiento de nuestro cuerpo. Algunos de ellos tienen movimientos involuntarios, pero hay otros a los que hay que invitarles a moverse y ejercitarse ya que ellos son los responsables de generar movimiento en nuestro cuerpo.

Como digo, todos son importantes. Pero Marta ha querido plasmar a través de estas páginas la importancia de los glúteos. Sí, los glúteos, que tienen funciones mucho más importantes que servirnos de asiento...

Estos grandes olvidados son importantísimos en cuanto a su función sobre la movilidad de nuestras piernas, influyen en la estabilidad de la pelvis, así como también sobre la columna vertebral, por lo que merece la pena conocerlos un poco más y cuidarlos.

Si lo que quieres es conseguir un estilo de vida más saludable, y conocer más el vehículo de tu vida, tu cuerpo, este es tu libro.

Espero que a través de sus páginas puedas conocer un poquito de lo que todos los que conocemos a Marta ya sabemos, que es una mujer luchadora y que tiene mucho que enseñarnos. Así que: No pienses, lee.

Chema Martínez
@chemitamartinez

CAPÍTULO I

TUS GLÚTEOS COMO TARJETA DE IDENTIDAD

Nos encanta mirarlos. En Instagram protagonizan las fotos que copan más *likes*. Sin lugar a duda, los glúteos se han convertido en el *trending topic* de la red y... de las consultas de estética. Todas y todos quieren presumir de palmito. Sin embargo, nuestro culo es mucho más que una bonita foto o un pantalón que nos «sienta de cine». En este libro quiero darte todos los consejos que llevo años poniendo en práctica para que obtengas tu mejor trasero, el más bonito, pero también el más saludable. Y antes de ponerme manos a la obra y de mostrarte todos mis secretos, me gustaría destacar algunos datos que considero importantes para conocer esta importante parte de nuestro cuerpo, la más carnosa y redondeada.

¿En qué nos diferenciamos los humanos con el resto de animales? En la consciencia y en los glúteos. Por estos últimos podemos estar erguidos, también sirven para mantener una buena postura y sostener la pelvis; de ahí que sean muy importantes a la hora de tener una columna sana. Los músculos del glúteo fueron esenciales para estabilizar el tronco del cuerpo y fue el glúteo mayor o máximo —situado en las nalgas y considerado como uno de los músculos más fuertes en el cuerpo humano— el que se desarrolló en mayor medida en los humanos. Gracias a los glúteos fuimos capaces de correr y de cazar sujetando lanzas, piedras y otros objetos que dejaban nuestras manos libres convirtiéndonos en los mejores animales del mundo al lograr combinar resistencia y velocidad.

En el Paleolítico la actividad física era una necesidad. Y aunque seguimos teniendo ese genotipo (el mismo que en la Edad de Piedra), solo se usa el 25% de su capacidad. El ser humano ha vivido siempre en movimiento, característica que se fue perdiendo con la agricultura y que se destronó con la denominada «gran bestia de la vida sedentaria», que es ni más ni menos que la silla de trabajo.

Por desgracia ese sedentarismo y esos malos hábitos adquiridos durante siglos nos han pasado factura. Y no solo por permanecer demasiadas horas sentados frente al ordenador, también está el sofá, el coche, etc. Este tipo de vida afecta a nuestros músculos y especialmente a nuestro trasero, que ve mermadas sus capacidades de resistencia y elasticidad; este se aplana y pierde todo su protagonismo físico, fundamental para cumplir con el fin para el que fue diseñado. También se acortan los flexores de cadera, los músculos que se acortan y se hacen más rígidos; ello provoca que no tengamos un buen rango de movimiento ni una extensión completa de la cadera, ya que es precisamente al final de este rango de movimiento de cadera donde los glúteos alcanzan su máxima activación.

Este es uno de los motivos por los que tienes este libro en las manos, ya que lejos de dejar a nuestros glúteos dormidos, vamos a despertarlos de su letargo y a trabajarlos a tope.

A partir de hoy quiero que pienses en un culo «consciente». Este será nuestro objetivo común.

TARJETA DE IDENTIDAD DE NUESTROS GLÚTEOS

Mujer	Hombre
Un trasero elevado y con buenas proporciones es señal inequívoca de fertilidad y fuerza.	Un mejor trasero, mayores posiblidades de supervivencia para la familia y la descendencia.

¿Y cómo podemos evitar ese «efecto» de nalgas menguantes, decadentes y mermadas? Con algo tan sencillo como originando músculo.

Sí, nuestros glúteos son los músculos más grandes de nuestro cuerpo, además de los más potentes. La única forma de tener unos glúteos firmes y fuertes es entrenando y la única manera de forjarlos es en el gimnasio.

Te voy a revelar algo que parecía tabú años atrás para las mujeres: se trata de coger peso. Porque sin músculo nunca llegarás a tener ese culito tan deseado.

Otra cosa importante es saber localizar y activar cada parte del cuerpo que quieres entrenar. Muchas personas piensan que saben entrenar porque se dedican a repetir un ejercicio que han visto, trabajan con la inercia (ERROR) y sin realizar un movimiento consciente (ERROR). Déjame decirte que trabajar así te hace perder mucho tiempo «enredando»... No esperes resultados.

Alguno de vosotros me conocéis, otros no me habéis visto nunca y muchos otros es probable que nunca sepan de mi existencia. Eso no importa en absoluto. Existen millones de personas en este mundo y cada uno de nosotros es otro mundo aparte. En la diferencia radica nuestra verdadera esencia. E igual que cada uno de nosotros somos distintos existen también muchos tipos de glúteos diferentes. Tu misión —y la mía también— es que te conozcas un poco más para llegar a saber cómo es exactamente tu glúteo y qué es lo que necesitas. Va a depender mucho de tu visión porque todos los ojos ven su realidad y los gustos varían en cada caso. No hay que compararse con el resto ni dejarse influenciar. Quiero que seas quien decida. Solo de ti dependerá el resultado. Eso sí, recuerda que no hay nada perfecto.

Elige los glúteos que quieres lucir

Seguramente, los que habéis adquirido este libro os ha llamado la atención la foto de portada. Y si un día tengo la suerte de encontrarme contigo en una presentación de mi libro, en la calle o en el gimnasio, recordarás esta foto; y es más que probable que visualices mi glúteo con la finalidad de saber si es real, si es el mismo de la foto y si sigue en su sitio. Somos humanos...

Y ahora que ya estamos en confianza, te pregunto. Cuando ves la foto de portada que es mi tarjeta de presentación, ¿realmente que ves? Te respondo lo que yo respondería en tu lugar (a ver si coincidimos en algún aspecto): salud, buen trabajo, sexo femenino, entrenamiento, mujer, simetría, una marca de ropa, un culazo...

Aparte de todo esto, me gustaría describirte algo más de mis glúteos y de mis preferencias. A mí me gusta un tren inferior fuerte porque cuanto más fuerte este nuestro *core* más calidad de vida vamos a tener, porque una pierna fuerte es sinónimo de una salud de hierro.

Mi culo es un culito que se ha convertido en culazo

No es un culo grande porque no me gustan los culos grandes, sí me gusta musculado, respingón, duro y fuerte. Así como la pierna me gusta fuerte pero no exagerada. La verdad es que nada en exceso me gusta.

Me siento orgullosa de mi culo, tengo suerte de tener una genética increíble, aunque lo cierto es que mi vida está relacionada con el mundo del deporte desde muy pequeña. Nunca he tenido una vida sedentaria y las temporadas en las que hice menos deporte, salía mucho de fiesta a bailar, porque todo lo que va relacionado con el movimiento me encanta. A mí nunca me costó hacer ejercicio, es más, siempre me encantó. Además, soy hiperactiva y no aguanto estar sentada mucho tiempo.

Esta es una actitud que debes empezar a acoplar en tu vida, una especie de movimiento inconsciente en el que imagines «fuego» en cada silla que veas, para que no te sientes y tu glúteo esté en una vibración constante.

Visualizando tu culo perfecto

Todos sabemos que «la belleza está en el interior», por ello todo el trabajo de este libro va a ser de dentro a fuera. Vamos a trabajar y a potenciar «un todo» y en cada entrenamiento estaremos «aquí y ahora».

Lo más importante de este reto va a ser convertir a tus glúteos en tu tarjeta de presentación. Vamos a darles la importancia que se merecen y te aseguro que conseguiremos un cambio radical. Dedicaremos tres minutos (puedes poner la alarma en el móvil y dejarlo en silencio para que nadie te moleste) y vamos a imaginar que estás caminando hacia el chiringuito de la playa y delante de ti aparece ese culo que siempre soñaste, da igual que sea hombre o mujer, la cosa es que no puedes dejar de mirarlo. Observa su color, el tono de la piel, su volumen, su tamaño, observa su simetría y sigue caminando detrás de él.

¿Qué es lo que tiene ese culo que hipnotiza tu mirada? ¿Qué estarías dispuesto a hacer para conseguir que el tuyo sea un espejo del que ves?

Después de pedir el mojito y volver a tu tumbona cierra los ojos. Te pido que visualices de nuevo ese glúteo que tienes delante de ti. Crea la imagen en tu cabeza, tu culo es solo tuyo.

No todos tenemos los mismos gustos, no nos gustan las mismas cosas, lo que para ti es pequeño para otro es grande, lo fuerte varía para cada persona y así sucesivamente en todo. A ti no te importa. Tú te vas a centrar solo en ti, en la maravilla que la naturaleza te ha dado y que tienes que crear, al igual que te crearon a ti. Tienes tu cuerpo que es tu templo y la única persona que reside ahí dentro eres tú.

• Crea en tu mente una imagen clara sobre cómo es y va a ser a partir de ahora tu glúteo.
• Escanea una foto mental o busca ese prototipo en internet. Ponlo de salvapantallas en tu móvil y, a partir de hoy, tienes 30 días para ir a por él.
• No dejes para mañana lo que puedas hacer hoy, dale al botón de *power* y bloquea el de las excusas.

Aunque te parezca increíble lo único que tienes es que querer y ponerle ganas. Aquí encontraras todas tus herramientas. Porque este libro está creado para cambiarlo.

Así que... ¡¡¡al ataqueeeeee!!!

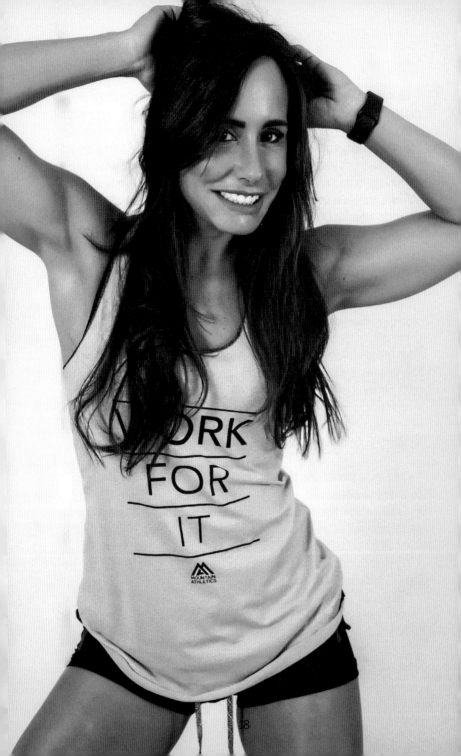

CAPÍTULO 2

BUSCANDO EL CULO PERFECTO SIN PHOTOSHOP

Aunque es cierto que la cara es el espejo del alma, nuestros glúteos siempre han sido objeto de miradas, aunque también de polémicas. Solo hay que buscar en Google o preguntar entre tus amigos o tus amigas para que se inicie el debate. ¿Quién tiene el mejor culo de la historia? En el top de los mejores aparecerán: Gisele Bundchen, Irina Shayk, Beyoncé, Jennifer López, Sharon Stone, Kim Kardashian, Jennifer Aniston, Courtney Cox, Natalie Portman...

Culos XXL, culos que desafían a la ciencia, culos de película... La verdad es que haber hay muchas candidatas en redes sociales, pero no existe «la reina» de ese culo perfecto. Además, para gustos se hicieron los colores. También es cierto que muy pocos nos fiamos de las fotos que aparecen con esos traseros de portada de revista ya que en estos tiempos hay demasiados retoques.

Para mi sorpresa, a la mayoría de chicos a los que he preguntado sobre cuáles son los mejores culos que recuerdan, me responden que no son los que han visto en internet, sino en la calle; a personas como tú y como yo que no son conocidas.

Y, por descontado, el sitio donde más se opina y se ve la «realidad» y donde no hay «ni trampa ni cartón» es en la playa. En el mar nuestros glúteos son el escaparate perfecto para todo tipo de miradas: solteros, casados, padres, madres, chicos, chicas, tu amiga, la amiga de tu amiga, tu vecino, el del *kite*, el hamaquero, el de las papas, el de las toallas, la chica de las pulseras... Los culos son objeto de miradas y de algún que otro comentario... siempre que no te pongas la toalla de cintura para abajo, pero ¡cuidado! que en eso también se fijan todos. Jajajaja...

Cuando piensas en glúteos te vas directamente a un país del mundo donde el culto al cuerpo y en especial a los glúteos llega a ser casi una religión. Prácticamente todas las chicas toman el sol en tanga, eso sí, hacer toples es demasiado y está sancionado. Ver los cachetes ya es suficiente en Brasil. Tienen un concurso de belleza que se llama Miss Bum Bum (el certamen de belleza más importante de Brasil), un concurso de culazos que empezó en el 2011 y lleva unos añitos dando de qué hablar; este año participa el primer transgénero.

Muchas famosas han hecho de su trasero un negocio millonario, incluso aseguran sus glúteos en millones de dólares. ¿Para qué? Yo entiendo que asegures tus pies si eres velocista, tus piernas si haces salto de altura, tus brazos y tus articulaciones si juegas al tenis o eres nadador, e incluso me parecería normal que alguien como Einstein asegurara su cerebro, porque lo que tienen en común todos ellos es que lo que aseguran es «su herramienta de trabajo».

¿Por qué digo esto? Porque lo único que tienen en común muchas *celebrities* es que ellas se han realizado intervenciones quirúrgicas como implantes, o se inyectan grasa, ácido hialurónico, vitamina C o colágeno y se ponen hilos tensores espiculados. Se trata de una moda estética y, como el resto de ellas, se pasará.

Lo bueno de esa influencia de celebridades es que cada vez somos más conscientes de que nuestros glúteos están ahí a nivel estético y que lejos de inyectarnos grasa lo que vamos a conseguir con este libro son unos glúteos libres de ella, más saludables, con más volumen y 100 por cien auténticos.

Lo que está claro es que no entrenamos igual para trabajar rendimiento que para trabajar la estética. Eso sí, si entrenas para rendimiento mejoras la estética, eso seguro.

Los glúteos pueden determinar que un deportista sea mediocre o realmente bueno y potente porque todos los movimientos atléticos nacen en el glúteo y en el abdomen. Cuando los glúteos tienen mayor rendimiento deportivo es cuando están más fuertes y entrenados.

CAPÍTULO 3

CONOCE TUS GLÚTEOS

(MUSCULARMENTE HABLANDO)

¿Creíais que en la evolución quien se lleva el máximo protagonismo era el cerebro? Eso nos habían contado... pero para sorpresa de más de uno (incluida yo misma) las nalgas y el cerebro se desarrollaron a la vez. El hombre tuvo que empezar a correr para sobrevivir y ahí empezó todo. Pura supervivencia y el comienzo de la primera disciplina deportiva del mundo: el *running*.

Nos distinguimos del resto de animales por estas dos diferencias y por ellas dominamos el planeta sobre las demás especies. De hecho, los caballos nos podrían ganar un maratón y no siempre, solo nosotros podemos correr durante un largo periodo de tiempo. Eso nos hace persistentes.

Además, tener unos glúteos fuertes nos aleja de las consultas del médico. Sirven para mantener una buena postura, tanto si estamos de pie como si estamos sentados; y son determinantes a la hora de tener una columna sana ya que sostienen y elevan la pelvis. Son músculos de sostén.

Sin embargo, los glúteos no intervienen en gestos cotidianos, la falta de tonicidad de estos son un serio problema salvo que realicemos un trabajo específico. La falta de fuerza y activación de los glúteos produce la anteversión de la cadera, lo que aumenta peligrosamente la curvatura lumbar (hiperlordosis). Y es muy posible que como consecuencia de no moverlos generemos dolor muscular e incluso ciática.

Los músculos del glúteo son esenciales para estabilizar el tronco cuando andamos o corremos. Estar tantas horas sentados y con mala postura hace que nuestros glúteos se queden dormidos, perezosos y «frustrados».

Cuando tu cuerpo detecta debilidad en ellos recluta otros músculos que no están destinados a esa función como el femoral, lumbares, cuádriceps, etc. Si tienes débil el músculo más grande de tu cuerpo y no te activas y pones en marcha para trabajarlo tendrás problemas.

Trabajando nuestro glúteo prevenimos toda una serie de dolores de espalda y otras molestias.

En cuanto empieces a poner en marcha los consejos de este libro todo serán ventajas: menos lesiones, mejor postura, aumentarás en fuerza, agilidad y potencia y por ende mejorará tu estética. En una palabra, estarás saludable por dentro y por fuera.

Así que vamos a ver cómo son nuestros glúteos muscularmente hablando. Tenemos dos nalgas y cada nalga está dividida en:

- Glúteo mayor o *maximus.*
- Glúteo medio o *medium.*
- Glúteo mínimo o *minimus.*

Los músculos del glúteo se originan en la superficie exterior del íleon y en la parte posterior del sacro.

El glúteo máximo es un músculo más superficial, cubre a los otros dos, y es uno de los más gruesos del organismo. Es un potente extensor y rotador lateral de muslo a nivel de la cadera. Su principal función es la extensión de la cadera, aunque también actúa en la rotación interna. Lo requerimos al correr rápido, subir una cuesta, saltar, etc.

El glúteo medio también es potente y voluminoso, aunque en menor medida que el glúteo máximo. Está situado en ambos laterales de la cadera, insertado en la cara externa del trocánter mayor. Es el encargado de controlar la estabilización de la pelvis y la correcta alineación del fémur. Acción abducción de cadera y rotación interna de la misma.

El glúteo mínimo está situado por delante y por dentro del glúteo mediano. Es mucho más delgado, pero al estar encerrado en un compartimento inextensible, aumenta su tensión con escasa repercusión energética. Está insertado en la punta del trocánter mayor. Función rotación interna de la cadera, aunque también actúa en la abducción y la flexión de la cadera y también interviene en la extensión. También es equilibrador de la pelvis.

Y ahora que situamos los músculos de glúteos y tenemos claro que el ser humano se diferencia del resto por su inteligencia y por su culo, ya estamos en condiciones de marcar esa diferencia aún más.

Eso sí, aunque te voy a ayudar en el proceso, tu éxito dependerá de ti de manera directamente proporcional. Toma nota de estas tres palabras:

Disciplina – Compromiso – Constancia

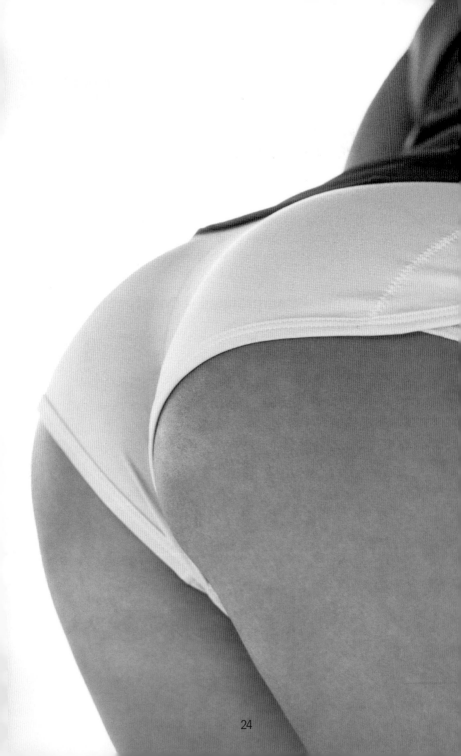

CAPÍTULO 4

A CADA CULO, UN CUIDADO Y UN ENTRENAMIENTO DIFERENTES

Tenemos siete tipos de cuerpos universales y, por tanto, siete tipos de glúteos. ¿Sabrías cuál es el tuyo? Estoy segura de que sí, pero si tienes dudas te toca identificarte. Mírate, obsérvate: en un espejo, en una foto o pregunta a tus amigos, a tu pareja, a tus padres... Lo importante no es la talla que tengas, sino la forma y ahí es donde vamos a atacar una vez que te reconozcas con un programa basado en 30 días de ejercicios que te mostraré después.

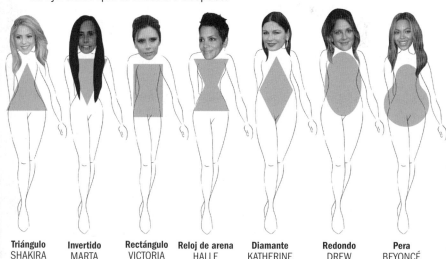

Triángulo	**Invertido**	**Rectángulo**	**Reloj de arena**	**Diamante**	**Redondo**	**Pera**
SHAKIRA	MARTA ROSADO	VICTORIA BECKHAM	HALLE BERRY	KATHERINE ZETA-JONES	DREW BARRYMORE	BEYONCÉ

Cuerpo Triángulo

• ¿CÓMO ME RECONOZCO?

Este cuerpo (su prototipo podría ser Shakira) se caracteriza por tener los hombros estrechos y las caderas, los muslos y los glúteos prominentes. La cadera es ancha por naturaleza y, al igual que nuestra famosa elegida, sus piernas también suelen ir acorde con la misma.

Si os fijáis, a Shakira es muy raro verla sin ropa. Ella es más de insinuar y será muy difícil encontrarnos algún desnudo suyo. En 1994 fue escogida por una revista como el mejor culo de Colombia; será una de las pocas veces que la vemos con un bikini dorado luciendo palmito. En Shakira vemos toda una transformación de sus glúteos, eligió bien a su cirujano plástico porque su culo sigue siendo muy natural. Ha huido del volumen, atacando con otras técnicas como la liposucción.

El objetivo de este cuerpo es compensar, ampliar los hombros y reducir la parte inferior. Por lo tanto, es imprescindible realizar un trabajo global.

• VAMOS AL GRANO:

Este es un prototipo de culo que hay que cuidar. En el caso de Shakira es voluminoso y está en su sitio, aunque debo decir que si no se entrena es fácil que se convierta en un culo caído, pudiendo llegar a ser «triste». Necesita una buena dosis de entrenamiento.

Las personas que tienen este culo tienden a taparlo. Son las reinas del camuflaje de las posaderas. Intentan esconderlo realizando una retroversión pélvica, además de colocar una toalla atada de cintura en la playa o en la piscina o llevando un jersey atado al culo en cualquier momento.

•¿QUÉ HACER?

Si este es tu prototipo debes realizar ejercicios de alta intensidad y alternarlos con intensidad moderada: sentadillas laterales con gomas, tijeras alternas, elevaciones laterales de pierna en banco, sentadillas en salto alternando piernas juntas y abiertas... Es imprescindible realizar muchas repeticiones, donde veas 10/12 o 15/20 multiplícalo por dos.

Al comenzar el entrenamiento es bueno realizar extensiones lumbares en un banco o con *fitball*. También un *Buenos días* o un peso muerto con bastante peso pueden ser perfectos aliados para levantar.

De lo que se trata es de darle un enfoque extra al glúteo medio, ya que no podemos permitir que desarrolle cartucheras. Además, debemos combinarlo con ejercicios de abdomen.

• EJERCICIOS ESPECÍFICOS DE GLÚTEO MEDIO

Cuclillas a una pierna, elevación de caderas en banco, abducción de caderas, *lunge* invertido o cruzado, rotación externa de cadera, puente con bandas laterales, *Buenos días* con barra o disco.

Hay que tener mucho cuidado con el cardio ya que lo que no buscamos es ensanchar, por lo tanto, es mejor realizar un buen trabajo de fuerza extra en el *gym* 2 o 3 días a la semana una vez que termines la programación de los 30 días.

Culo Triángulo Invertido

• ¿TE RECONOCES AQUÍ?

Este cuerpo lo conozco bien porque es el mío. Tiene los hombros pronunciados y las caderas estrechas. Dicen que la belleza es armonía y la armonía es proporción. Se trata de una constitución muy agradecida; con un buen trabajo es el más armónico y digno de admiración de todos los cuerpos. Las mujeres que lo poseemos somos camaleónicas y, sin quererlo, ni ser despampanantes nos convertimos en el centro de atención de todas las miradas.

Es el cuerpo *fit* por excelencia, fácilmente reconocible en las atletas ya que, al no tener apenas grasa, la definición muscular es mucho más evidente en hombros y espalda. Las piernas y los glúteos son muscularmente fuertes. El pecho y el glúteo están formados por grasa que en este cuerpo —el más musculado de todos— se encuentra ausente.

Esta silueta no tiene las curvas muy marcadas, aunque gracias a la cirugía muchas mujeres tienen una delantera y una trasera muy prominentes, aunque no es lo más normal (a la vista está que yo no estoy operada de nada por el momento, aunque siempre pienso «nunca digas de este agua no beberé»). De momento, todo está en su sitio y tal y como quiero.

Respecto a los hombros y la espalda, son anchos, el tronco es recto. Las caderas y glúteos son más bien estrechos y pequeños, aunque muuuuy bien puestos y las piernas pueden ser fuertes o delgadas. Las mías son fuertes porque yo quiero que lo sean. Es cuestión de gustos. A ti no tienen por qué gustarte así.

Lo que sí tiene este cuerpo es un culito convertible en culazo ya que es muy agradecido. Para que te hagas una idea y refresques te voy a hablar de otra famosa a la que, además, me han dicho que tengo parecido en muchas ocasiones y es Demi Moore. Recuerda su culo en *Striptease*. ¿Ves el cambio de cuerpo? ¿Somos camaleónicas o no?

A este culo también se le llama culo pollo. En esta tipología entra un culo carnoso, pequeño, respingón, rotundo, ingrávido, redondo, musculado, alto y poderoso ... aunque siempre será estrecho y la cadera será más ancha que el glúteo.

Es el culo por excelencia y viene de serie. Se trata de un culito duro y apretado. El típico culo «emoticono» con forma de melocotón o ese culo de brasileña «pivonazo» corriendo por la playa sin que se le mueva un milímetro. Tú lo miras y lo miras y lo vuelves a mirar pensando: «¿pero esto es real o producto de un espejismo?» Pues sí, es real como la vida misma. Bueno, en realidad es verdad con mucho trabajo por delante.

Respecto al tamaño es sin duda el adecuado para un culo estupendo, ni grueso ni flaco, ni grande, ni pequeño, y si lo cuidas no crece con los años. Eso sí... tenderá a caerse si lo dejas de entrenar.

• ¿CÓMO LO ENTRENO?

Si no lo abandonas ni te abandonas, este culo siempre te estará agradecido. Es un culo todo terreno y todo lo que hagas lo potenciará más.

Como va en tu forma de ser y lo tuyo es un culo en movimiento, seguro que has probado muchos deportes y puedes atacarlo con *sprints* cuando corras, saltar a la comba, pliometrías varias como saltos a banco o cajón, subidas a escaleras con velocidad, tijeras alternas, remo, danza, patinaje...

Este culo también necesita un trabajo más localizado, sobre todo, de fuerza con mucho peso para potenciarlo: zancadas alternas con mancuernas, subidas a banco a una pierna con agarre de poleas, patada de glúteo en máquina o poleas, peso muerto, sentadilla búlgara con mancuernas, rotaciones de cadera en cuadrupedia con tobilleras con peso, peso muerto a una pierna con *kettelbell*, patadas de glúteo con talón, trabajo de aducción de cadera con gomas...

Cuerpo Rectángulo

• ¿TAL VEZ SEA TU TIPO? VEAMOS...

Este cuerpo (su prototipo podría ser Victoria Beckham) se distingue porque la parte de arriba y la parte de abajo tienen la misma anchura, no suele tener ninguna definición en la cintura. Los hombros están en línea recta con las caderas y los brazos y las piernas son más bien delgadas. Hay muy poca nalga, más bien es inexistente y carece de musculatura. Es un cuerpo proporcional pero sin curva ninguna, a excepción, claro está, de una intervención quirúrgica. Por tanto, el objetivo en este cuerpo es crear curvas, ya que suelen brillar por su ausencia.

En este cuerpo tenemos que buscar el equilibrio y la armonía para que no sea parecido al «insecto palo». Lo bueno que tiene esta tipología es que, a la hora de vestir, la ropa le queda como un guante, acercándose al cuerpo de pasarela donde pega la expresión: «Vaya percha».

El peso del cuerpo está distribuido de una manera uniforme. La cara es carnosa con mandíbulas marcadas. La caja torácica es amplia y la espalda ancha. En general, todos sus huesos son demasiado prominentes. El busto suele ser moderado en relación con el resto del cuerpo. La cintura es indefinida y con tendencia a tener un poco de panza.

Los muslos mantienen el mismo tamaño en la parte superior que en la inferior y las piernas son delgadas y proporcionales con el resto del cuerpo. Sus brazos son perfectos. Debemos crear una ilusión de cintura más pequeña y definida e ir en busca de las curvas.

Pero vayamos a lo nuestro. El culo en este caso es cuadrado. Existen muchas formas o maneras de llamarlo: plano, culo carpeta, Bob Esponja, inexistente... Si el culo es grande es el típico culo apaisado, como los televisores. Es un culo triste, sin forma. Las caderas están más adelantadas que los hombros y parecen querer esconderse. El cuerpo forma un ángulo hacia delante y por ello los glúteos son más débiles y pequeños. Lo mires por donde lo mires le falta masa muscular.

• ¿CÓMO ACTIVARLO?

Lo primero que hay que hacer es evitar estar sentados. A todos los glúteos les viene mal, pero, en este caso, debería estar prohibido. Hay que activarlos, comenzando por ser conscientes de movimientos como retroversión y anteversión pélvica que detallo en la parte de salud de este libro y que deberían acompañarte en cada momento del día. Cuando estás de pie, caminando o sentada en la oficina. O sea, todo el día debes ser consciente de ellos y activarlos.

Hace falta muuuucha actividad, darle un enfoque total y trabajar con grandes pesos. Y debemos crear musculatura en él por encima de todas las cosas.

Todos los ejercicios de glúteo mayor que puedas realizar te vendrán de maravilla. Y todos los deportes en los que se involucre este glúteo mejor que mejor.

Elige vivir en pisos altos y si es posible sin ascensor. *Go*. Sube las escaleras de tres en tres y si puedes, apúntate a clases de voleibol, patinaje o *skate*. Sal a correr 30 minutos dos o tres días a la semana. Apúntate a *crossfit* y realiza entrenamiento de fuerza siempre que puedas. Mínimo dos días por semana.

Suman las sentadillas si la puedes realizar con dos bancos y una mancuerna. Zancadas grandes con peso y desplazamiento. Peso muerto, sentadillas con saltos y un disco o balón medicinal en los brazos, *hip thrust*, puentes de glúteo con disco, salto de la rana con desplazamiento, elevaciones a banco con una mancuerna, patada de glúteo en máquina, abducción de cadera en máquina y trabajo de resistencia con gomas, sobre todo, isometrías abdominales.

Cuerpo Reloj de arena

Halle Berry podría ser el prototipo de este culo que tiene como principal característica que pertenece a un cuerpo con una anchura similar entre los hombros y las caderas, pero con la cintura mucho más estrecha. Es el típico cuerpo *pin up* de los años 50, el de esas maravillosas mujeres envidiadas por su cintura de avispa. Es el tipo ideal para la mayoría. Si genéticamente eres así... ¡Enhorabuena!

Son cuerpos bonitos pero difíciles de mantener porque engordan y cogen volumen con facilidad (suelen retener muchos líquidos). Si es tu cuerpo no te quejes por esas cosas porque cuentas con el más codiciado de todo el planeta Tierra. Buenas curvas como hechas a cincel, cintura bien marcada y unas caderas prominentes. Al igual que el busto, que no pasa desapercibido ya que es muy voluptuoso.

Buscar aquí una armonía es esencial y hay que tener mucho cuidado con las operaciones de estética ya que la mayoría de las veces los cirujanos se pasan con los «caprichos» de estas clientas, que siempre quieren más y carecen de equilibrio. Por ello, entre todas, he elegido a Halle Berry, ya que el resto, como Kim Kardashian, Niki Minaj o Mariah Carey, me parece que se han pasado «pueblo y medio» en el quirófano.

La tendencia en muchas famosas es esta y yo a veces pienso: ¿Cómo estarán estos cuerpos dentro de 20 años? ¿Pasarán de reloj de arena a redondo? ¿Cómo serán a primera hora de la mañana sin Photoshop o en la playa? ¿Tú nunca lo has pensado? Pero, bueno, no nos despistemos. Vamos a lo que vamos.

Este culo también es llamado culo de diva o culo de corazón al revés. Dejémoslo en que es un culo potente, que tiende a la expansión y tiene una cadera muy huesuda. Además, es un culo grueso, acumula grasa y es un culo ancho; a menos que te chutes inyecciones e inyecciones de grasa y entrenes «lo más grande» tiende a caerse por su tamaño.

• ¿QUÉ HAGO SI ESTE ES MI PANDERO?

Tener buenos hábitos, ser constante en el entrenamiento y una dieta adecuada son imprescindibles.

Debemos trabajar ejercicios de alta intensidad para mantener el metabolismo alto para que el trabajo sea más efectivo. Cuánto más tonifiques y realices un mejor trabajo de fuerza, más calorías quemarás. Es importantísimo beber mucha agua y además de caminar lo mejor es correr: puedes correr en elíptica, hacer *spinning*, tenis, fútbol, clases de step, zumba, *jumping* o cualquier tipo de ejercicio cardiovascular que te haga sudar; y mantenlo mínimo una hora.

Si no tienes tiempo lo mejor es realizar HIT (entrenamientos de alta intensidad y por intervalos). En 30 minutos no hay excusas.

Debes hacer un trabajo exclusivo de fuerza de dos a tres días por semana, variando mucho los ejercicios. Intenta incluir sentadillas, pesos muertos y zancadas alternas en todos ellos. Realiza un buen trabajo en la prensa variando la apertura de las piernas y los pies para completar el trabajo.

Te vendrá bien un trabajo por intervalos y un día por semana, por ejemplo: 1 minuto en la cinta, bajas y realizas 20 sentadillas en la *multipower* o si lo controlas con barra y peso libre, corres 2 minutos y zancadas con peso; corres 1 minuto *sprint* y 20 saltos a banco con piernas juntas; corres 2 minutos más, patada de glúteo con mancuerna (25 repeticiones con cada pierna). Eso lo repites tres veces. No pongo pesos porque variará el peso de cada persona. Intenta siempre coger un peso que te permita realizar todo el entrenamiento, eso sí, que te cueste. Y puedes ir subiéndolo cada semana. Tienes que sorprender a tu cuerpo en cada entrenamiento. Buscamos siempre la eficacia. Este es un ejemplo de rutina, pero debes variarla. Si dudas o no sabes cómo hacer, busca un profesional especialista en culos como yo.

Cuerpo Diamante

Se caracteriza por tener el abdomen más ancho que las caderas y los hombros y cintura no muy definidos. Podría ser el culo de Catherine Zeta-Jones. La estructura corporal es más bien pequeña, con los hombros y la espalda angostos. A veces puede confundirse con el cuerpo manzana, aunque en el cuerpo diamante el cuello es más corto.

La mayor parte del peso está en la barriga, a veces la cintura marca la medida más ancha del cuerpo. Las caderas son anchas al igual que los muslos y a diferencia del culo, que tiene muy poco volumen. Otro dato curioso es que las piernas son delgadas en comparación con el resto del cuerpo. El pecho es pequeño o mediano y el abdomen es muy ancho.

La cara, el cuello y el pecho son proporcionales al cuerpo. La belleza de la cara es indiscutible. Acumulan grasa en brazos, abdomen y pecho. Las piernas son más largas que el tronco. El culo no tiene volumen, es plano, pero con la curva de la cadera es alto. Su forma es más bien apaisada; el culo no resalta en absoluto y carece de masa muscular. No tiene forma y de la cintura a las piernas se ve una línea recta. Muchas veces es pequeño y otras veces está expandido, aunque en ambos casos carece de volumen.

•¿CÓMO LO FAVOREZCO?

Trabajaremos en la escaladora, comba, *step*, elíptica llevando el peso atrás (a nuestros talones). Otra disciplina que te viene de maravilla es la natación, trabajar con la resistencia del agua, y si además tienes la opción de meterte en clases de *aquaeróbic* o *aquagym*, o trabajar con la bici dentro del agua, estará genial. Si tienes opciones de meterte en clases, la tuya es GAP (glúteo, pierna y abdomen).

A tu culo tienes que darle el protagonismo que necesita. El glúteo mayor tiene que formarse enterito, ya que carece de musculatura. Debemos de realizar zancadas con mancuernas al frente y atrás con la misma pierna y luego cambiar a la otra. Realizar también zancadas laterales con mancuernas, primero a un lado y luego al otro. Puente con los pies en banco y un disco en el abdomen. *Hip Thrust*, sentadilla *sisi*, sentadilla sumo con *kettlebell*, sentadilla en isométrico contra la pared: opciones de hacerlo a una pierna. Patada frontal con tobilleras, rana, zancada saltada con el pie de atrás en silla, zancadas con desplazamiento, elevaciones de cadera a una pierna. Sentadillas con banco y mancuerna. Patada de glúteo frontal y lateral con polea baja.

Cuerpo Redondo

En este cuerpo hay grasa acumulada en el abdomen, arriba de la cintura, los hombros son más anchos que el resto. La persona está por encima de su peso ideal y su cuerpo carece de forma definida. Los hombros son redondos y la parte más prominente es la central donde está todo concentrado.

Este tipo de culo redondo también se llama pelota o burbuja, podría ser el prototipo de culo de Drew Barrymore. Es un culo gordo, sano y un buen culo para muchos, sobre todos a los que les gusta la carne. Es esférico y atractivo. Además, y aunque parezca lo contrario, puede estar musculado y ser aún más redondo. Un culo gordo es el reclamo de todas las discotecas cuando bailas, y si sabes hacer *twerking* te aseguro que no vas a tener rival. Este tipo, aunque suele estar repartido, también tiende a acumular y es bueno realizar un cardio que lo mueva y tenga un alto impacto en él. Además de darte cuenta en cada salto que está ahí, luchando con la gravedad y siendo consciente de ello en todas tus carnes, generarás en ti la necesidad de darle un aporte extra y de cuidarlo aún más. Cómprate una comba y dedícale mínimo cinco minutos al día. No tengas excusas para esto. Siempre que puedas sal a correr para mantenerlo a raya.

•¿QUÉ DEBO DE HACER?

Además de practicar *running*, senderismo, bicicleta... lo mejor que puedes hacer es aprender un baile que te ayude a mover tu pelvis y todo tu cuerpo. Como te decía antes, el *twerking* es lo más y como además es una disciplina destinada a tu culo, si eres de las suertudas que puede moverlo con arte «tira por ahí»; además, puedes apuntarte a danza del vientre o bailes femeninos que favorezcan al contoneo de tus caderas. Ya que lo tienes sácale todo el partido que puedas, no dejes para mañana lo que puedas hacer hoy y presume de saber moverlo. Todos los ojos estarán fijos en ti. ¡Eso seguro! Si puedes, alterna diferentes disciplinas o clases colectivas; es bueno que tu culo no se acople solo a una rutina, no le dejes parar quiero y sorpréndelo cada día sin parar. Te aconsejo que descubras nuevos caminos y opciones y con ello redescubras tu culo.

La grasa de estos glúteos está completamente distribuida y compacta. Una vez que se instala quiere quedarse para siempre.

No olvides trabajar zancadas sin peso, sentadillas con salto, sentadillas en *multipower* con bastante peso, zancadas laterales, sentadilla búlgara con mancuerna, *Buenos días* con barra o disco, pliometrías: saltos a bancos con diferentes alturas.

Ve progresando. Es muy bueno para ti el trabajo con resistencia o gomas para trabajar elevación lateral, elevación lateral interior, patadas de glúteo e isometrías en diferentes ángulos.

Cuerpo Pera

En este cuerpo, los hombros y el pecho son estrechos y la cintura ancha para juntarse con las caderas; esta es, con diferencia, la parte más ancha del cuerpo. Se trata de una constitución parecida a la V invertida, solo que estos cuerpos no suelen estar musculados y acumulan mucha más grasa por genética tanto en los glúteos como en las cartucheras, abdomen y pecho.

También se dice que este cuerpo tiene forma de cuchara, guitarra o campana. Los glúteos son alargados y los muslos robustos. La medida de la cadera es mayor que la del busto y el pecho suele ser pequeño. Al engordar todo el peso se acumula en glúteos caderas y muslos: a más peso, más acumulación en cintura y abdomen.

Este tipo de culo (su prototipo podría ser el de Beyoncé) en la adolescencia es un culo 10, el más admirado por todos los compañeros del colegio, vecinos, vecinas, amigos, amigas... Eso sí, necesita un mantenimiento extra porque después de la pubertad tiende a esparcirse. Posee una cosa muy buena y es que tiene una muy rápida recuperación. ¿Te suena aquello de «donde ha habido siempre queda»? Eso sí, las consecuencias de abandono son la flacidez, su conversión a culo colgante y —si lo dejaste demasiado— la pérdida completa de tonicidad.

Pero no hay problema porque si este es tu culo y dejaste de entrenarlo, vamos a retroceder en el tiempo para recuperarlo. Nunca es tarde si la dicha es buena y ha llegado el momento de ponerle remedio y decir la palabra mágica: Acción.

• ¿CÓMO LO ARREGLO?

Querer es poder. Vamos. Además de ponerte las pilas y empezar a caminar distancias largas, deberás empezar a correr en cuanto tu cuerpo te lo permita. Comienza alternando dos minutos caminando, uno corriendo, luego vas subiendo a 2-2, podrás caminar 2 correr 3 y así sucesiva y progresivamente.

Los primeros días vete alternando el ejercicio aeróbico con la tonificación y una vez que vuelvas a coger ritmo dale duro. Trabaja en circuito, es decir, elige cuatro o cinco ejercicios que te vengan bien para este tipo de culo y hazlos seguidos, sin parada, hasta completar toda la serie, luego repítela 3 o 4 veces. Con el tiempo empieza a apuntarte a carreras populares comenzando por cinco kilómetros. Debes agendar retos semanales y mensuales para no perder de vista el objetivo ni abandonarte.

Realiza tijeras, subidas a banco a una pierna, saltos con las dos piernas, *lunges* laterales saltados, ampliando la distancia todo lo que puedas y realizando el salto lo más lejos posible.

No olvides las sentadillas, las puedes hacer todos los días: piernas juntas, con apertura a la anchura de los hombros y aperturas de pies mirando hacia afuera.

Realiza también patadas en cuadrupedia y vete alternándolas: talón arriba, punta arriba, perrito pipi, cruces al otro lado, lanzando lateral, arriba y abajo con punta.

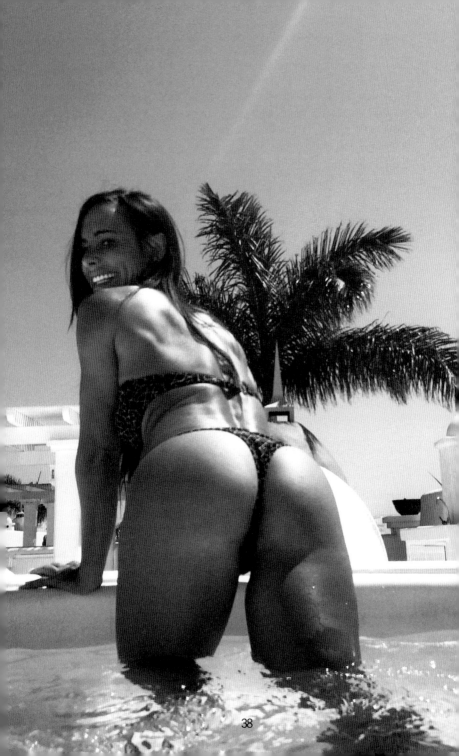

CAPÍTULO 5

MI CULO, ORGULLO MÁXIMO

Una vez que sabemos cómo son nuestros glúteos tenemos muchas ganas de empezar. Para que sean más tersos, tengan masa muscular, estén elevados y luzcan saludables ya hemos visto que es esencial hacer un trabajo específico por y para ellos. Pero también para ti. Cuanto más te gustas, más gustas, pero sin olvidarte de lo más importante: a quien más tienes que cuidar y querer en esta vida es a ti misma. Y la manera de hacerlo debes elegirla tú. Te animo a que des cancha a tus glúteos para sentirte mejor a todos los niveles.

Somos un todo y debemos de entrenar nuestro cuerpo para que se encuentre en armonía y en consonancia, eso sí, nuestro principal objetivo será que nuestros glúteos tomen el protagonismo que se merecen, para ello debemos de prestarle una atención especial. Pondremos el foco de atención en ellos y les daremos máxima exclusividad; ellos serán el centro de todas las miradas. Además, cuando más te gustas, más gustas.

Trabajaremos el cerebro con nuestros glúteos en sintonía y revolucionaremos nuestro entrenamiento haciéndolo de la forma más consciente que lo hicimos jamás. Vamos a crear los rituales que mejor se adapten a nosotros.

No hay un camino, hay muchos caminos para conseguir nuestro objetivo. Lo importante es visualizarlo. «Si puedes soñarlo, puedes hacerlo». Todo está en tu cabeza, pero no esperes milagros, no lo vas a conseguir pensando o visualizando el objetivo. Todo lleva trabajo, esfuerzo y constancia. Te va a tocar currar.

Un requisito básico que no puede faltar en las rutinas de entrenamiento que voy a proponerte es trabajar con peso. Sí o sí vas a tener que coger peso, incluso si lo que buscas es adelgazar tienes que generar músculo. Aplicar un esfuerzo extra en la rutina adecuada para ti. Y si no estás aún convencida anota:

El peso nos ayuda a romper fibras con más facilidad y a conseguir ese pedazo de culazo.

Antes de empezar, mírate al espejo. Hazte una foto... Elige o selecciona el tipo de glúteo que te gusta y ponlo en la pantalla de tu móvil, de tal forma que cada vez que lo enciendas sea tu referencia diaria y lo tengas presente a cualquier hora y momento del día.

Que no te importe el qué dirán, de todas formas, van a hablar igual. Y tú debes poner el foco en tu glúteo. Tienes 30 días con un objetivo claro. Y tenerlo presente es la clave. No te despistes.

Cuando termines los 30 días puedes poner tu foto de salvapantallas. Y cuando te pregunten puedes decir... Es mi culo, sí. Orgullo máximo.

Obligatorio: sacarte una foto el primer día para ver tus resultados, pero no te obsesiones mirándote cada día. Enfócate en la imagen elegida y visual, en el culo que quieres tener, piensa en él: tamaño, grosor, tacto, dureza... ¿Cómo te gustaría que se sintiese al tocarlo? ¿Cómo imaginas que estaría de suave y tersa la piel? Incluso, ¿cómo sonaría un cachete en él? Desde pequeñitos, cuando nos reñían, nuestro culito era la parte de castigo que elegían nuestros padres para avisarnos de que no estaba bien lo que estábamos haciendo, ya que no contenía órganos y era la parte más blandita. Puedes asociarlo con tu propio castigo, si no va cambiando el sonido en el proceso y cada vez suena más seco... tu culo te está avisando que necesita un poquito más.

Para empezar, te animo a que introduzcas en tu rutina un trío ganador:

•SUBE ESCALERAS: Para que tus glúteos no pierdan firmeza y consistencia y se vuelvan flácidos con el paso del tiempo es esencial que subas escaleras. Deberías subir una media de cien escalones, como si cada piso tuviera diez escalones. Lo mejor es subirlos de dos en dos, y si puedes de tres en tres mejor que mejor. Si pudieras repetir este proceso 10 veces sería perfecto para mantener un hábito y una rutina saludable diaria. En el caso de que no llegaras a hacer esto, ¿qué tal si pruebas a bloquear los ascensores en tu mente y a subir siempre por las escaleras? Incorpóralo y siéntete bien contigo mism@, con tus glúteos y con tu corazón.

•SALTA A LA COMBA: Otro hábito saludable es saltar a la comba. Dedícate cinco minutos al día. Si hacer cinco minutos seguidos te parece difícil o complicado, empieza poco a poco y salta un minuto, para treinta segundos, salta un minuto y para treinta. Empieza así minuto a minuto y cuando te quieras dar cuenta... ya estarás en los diez minutos y subiendo. Si estás buscando la excusa de «no tengo comba», déjame decirte que no es una excusa, ya que estamos trabajando la visualización, ¿qué tal si además le sumas imaginación y saltas con una cuerda imaginaria? Sencillo ¿no?

•CORRE: Algo importante para cuando hagas tus rutinas es salir a correr después. Esto va a ayudarte a mejorar, ya que le damos un extra al músculo que hemos estado trabajando, que ya ha entrado en acción, lo tenemos calentito y con el trabajo cardiovascular continuamos trabajando y fortaleciendo. El impacto que genera el *running* te va a hacer sentir en cada zancada el trabajo anterior y cada vez serás más consciente y reconocerás mejor tu musculatura. Hay muchas teorías sobre salir a correr antes o después de entrenar. En mi opinión, esta es la mejor.

•Y UNA CUARTA FUNDAMENTAL: Y esencial: estirar. Nunca te olvides de esto, no queremos músculos acortados. Al estirar disminuiremos el riesgo de lesiones, reduciremos tensiones musculares y seremos más flexibles.

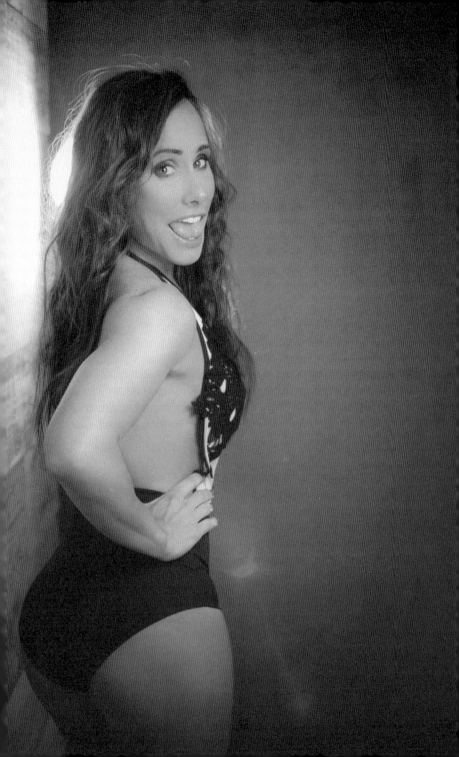

CAPÍTULO 6

LA SALUD DE TUS GLÚTEOS

Ya sabemos que lo que tú quieres es tener un culo de revista, pero también es fundamental pensar que antes de nada hay que mover tus cachetes por salud. Unas nalgas musculadas evitan problemas de espalda.

Nuestra espina dorsal revela nuestra edad. Entrenando nuestros glúteos conseguiremos mejorar y reforzar nuestra postura y ser mucho más conscientes de la misma. Además de mejorar y lubricar nuestros discos vertebrales con movimientos básicos como los que vamos a ver a continuación, también aprovecharemos para poner nuestros glúteos en funcionamiento.

Dependiendo de la posición en la cual se encuentre nuestra pelvis se modificará la alineación de nuestra columna y con ello todo nuestro cuerpo.

Todo parte de la posición en la cual tendemos a colocar nuestro cuerpo, con lo cual vamos a ver por qué tu glúteo es de una forma u otra y vamos a buscar la manera de empezar a cambiarlo desde hoy de la manera más consciente y visual posible. Por lo tanto, necesito que te coloques delante de un espejo, en el cual puedas verte de cuerpo entero.

Sitúate frente a él y obsérvate: sí, ese diamantito que está enfrente tuyo eres tú, sonríete.

Empezamos realizando un movimiento de retroversión y de anteversión pélvica.

Llevamos nuestra pelvis hacia delante arqueando con ello nuestra zona lumbar. Contraemos nuestro abdomen y nuestros hombros que van hacia delante y cerramos nuestro pecho.

Cuando estamos en esta posición de anteversión, los flexores de nuestra cadera (psoas y cuádriceps) y los extensores lumbares están en posición de acortamiento, con ello además del recto del abdomen, oblicuos e isquiotibiales, nuestro glúteo mayor está en posición de acortamiento.

Te das cuenta cómo tu pompis se activa. Observa cómo varía ahora la posición de tu glúteo y si lo que ves forma parte de tus objetivos sobre el culo que deseas.

Vamos a hacer justo lo contrario: llevamos la pelvis hacia atrás, nuestra columna se rectifica, ¿lo ves?

Cuando estamos en retroversión los flexores de cadera y los extensores lumbares se encuentran relajados, por lo tanto, oblicuos e isquiotibiales y con ello nuestro glúteo mayor, tienen mayor actividad.

Observa cómo tus glúteos desaparecen, pierden forma y se esconden.

¿Cuál de los dos movimientos se asemeja más a tu posición real? Me refiero a la posición real de tu cuerpo cuando te has mirado en el espejo por primera vez.

Vamos a verlo mejor. Ahora ponte de lado en el espejo y realiza los mismos movimientos; inhala cuando estás en la posición recta y exhala cuando empieces a realizar el movimiento. Es muy importante que acompañes la respiración al movimiento.

Vamos a realizarlos primero en una pared.

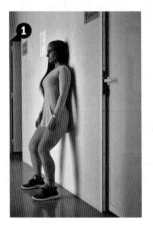 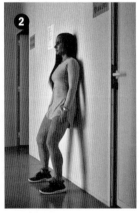

Nos colocamos de espaldas a la pared. Primero apoyamos el cuerpo en ella, siente tus puntos de apoyo, seguramente estás notando cómo tu lumbar queda alejado de la pared. Vamos a realizar una anteversión adelantando nuestra pelvis hacia delante, de esta forma notamos cómo nuestra espalda empieza a tocar la superficie. Inhalamos y exhalamos comenzando el movimiento. Inhalo estático y exhalo realizando el movimiento contrario, nuestra pelvis comienza a moverse y va hacia atrás, alejando de nuevo nuestro lumbar de la pared. Siente tu cabeza apoyada en la pared y empieza a ser consciente de cada movimiento que realices. La consciencia y control corporal es realmente importante para nuestra vida.

Repetimos el movimiento añadiéndole una contracción con nuestros glúteos. Apoyados en la pared inhalamos-exhalamos a la vez que comenzamos desde nuestra pelvis el movimiento de anteversión; una vez que lleguemos al máximo recorrido inhala y exhala en el sitio y contrae tus glúteos. Inhala y exhala comenzando la retroversión pélvica que comienza desde tu pelvis e inhala y exhala contrayendo tus glúteos.

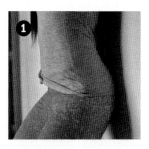
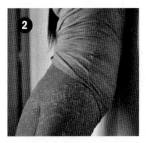

Esta vez nos damos la vuelta y apoyamos nuestras manos en la pared, en línea recta con los hombros y nuestros codos estirados. Como si estuviéramos en posición de castigo, lo que vamos a hacer aquí es contraer nuestros glúteos. Los dos a la vez 10 veces; después, vamos a intentar mover solo nuestro cachete derecho y él solito realizará 10 repeticiones. Después dejaremos al izquierdo que haga lo mismo durante 10 veces y, por último, vamos a alternar derecho-izquierdo, derecho-izquierdo, así 10 veces más cada uno.

Si este ejercicio no te sale no te preocupes, continua con la lista de ejercicios que tienes a continuación; no tardarás mucho en controlarlo siempre que le dediques un poquito de tiempo diario, todo es práctica: repite, repite, repite...

Tumbados en el suelo

Nos tumbamos en una colchoneta boca arriba, flexionamos nuestras rodillas, llevamos nuestros pies hacia los glúteos y los apoyamos en el suelo.
Cogemos aire por la nariz y al exhalar el aire, aplanando la columna en su totalidad contra la colchoneta, inhalamos parados en ese punto; después suelta el aire separando lentamente la espalda del suelo, formando un arco en el lumbar y manteniendo la posición, inhala y repítelo 10 veces. Para tomar más conciencia corporal cierra los ojos.

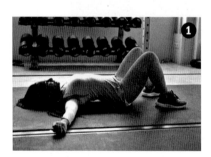
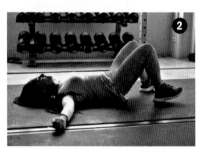

Tumbados, en la misma posición que el anterior, con las rodillas flexionadas y los pies apoyados en el suelo, inhalamos en el sitio y exhalamos a la vez que levantamos nuestra pelvis lentamente del suelo, vértebra a vértebra, y vamos subiendo muy despacio imaginando que despegamos cada vez una vértebra del suelo, así hasta llegar a los omóplatos o al máximo estiramiento que consigas. Inhalamos manteniendo esa posición y exhalamos repitiendo el mismo movimiento que hemos realizado en la subida, apoyamos muy lentamente cada vértebra en la colchoneta. Repetimos este ejercicio 10 veces.

Estos movimientos nos ayudan a relajar nuestra musculatura y a estirarla.

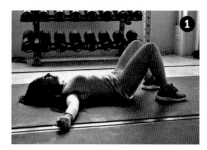 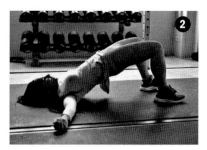

Vamos a volver al ejercicio anterior pero esta vez vamos a contraer nuestros glúteos. Comenzamos el ejercicio de la misma manera y, ahora, al elevar nuestra espalda hasta los omoplatos del suelo, justo al momento de inhalar, exhala y contrae tus glúteos, inhala y contrae de nuevo 5 veces. Inhala de nuevo y al exhalar vuelve lentamente a apoyar vértebra a vértebra en el suelo. Repite el ejercicio 10 veces.

En cuadrupedia

El primer movimiento será desde la misma posición de cuadrupedia, intenta que tus hombros estén en línea recta con tus manos, ni antes ni después, ya que eso modificaría toda tu postura. Tu columna vertebral debe estar recta y tus caderas y rodillas también tienen que estar alineadas.

Comenzamos el movimiento en la pelvis, inhala y exhala y lleva tus caderas hacia delante, vértebra a vértebra, lentamente, estirando toda tu espalda hasta tu cabeza que queda mirando hacia tu pecho (visualiza un gato cuando se eriza). Después, inhala y exhala acompañando el movimiento a la respiración y lentamente partiendo de nuevo el movimiento desde la pelvis, empieza a movilizar esta lentamente sin modificar el resto del cuerpo hasta que te lo vaya pidiendo el mismo movimiento. Realízalo lento, consciente y llévalo de nuevo hasta la cabeza, esta queda mirando hacia arriba esta vez. Cierra los ojos y repite 10 veces el ejercicio.

• Ahora añádele contracción al glúteo. Inhala y, partiendo el movimiento desde la pelvis, exhala realizando una anteversión, inhala, exhala y contrae tus cachetes a la vez. Inhala, exhala de nuevo y realiza todo el recorrido de nuevo realizando una retroversión, inhala-exhala y contrae tus glúteos. Repite el movimiento 10 veces.

• Repite el ejercicio anterior incluyendo cada vez un cachete y dale 10 veces más alternando cachete derecho con cachete izquierdo.

• Desde la posición de cuadrupedia solo vamos a contraer los dos cachetes a la vez. Y después alternamos el derecho con el izquierdo para ser más conscientes y potenciar más nuestros resultados.

• Es importante que tengas claro que todos los movimientos parten de la pelvis y terminan en la cabeza.

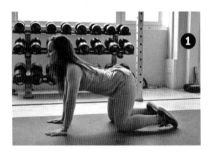 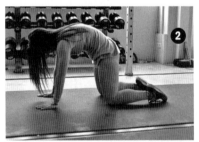

Sentados en una silla

• Solo con nuestras posaderas apoyadas en la silla y nuestra espalda bien recta, vamos a llevar la pelvis hacia delante, de tal forma que nuestros hombros también se adelantan y nuestra espalda se curva como si tuviéramos chepa. Inhala en ese punto y exhala comenzando a llevar la pelvis hacia atrás y arqueando nuestra columna, lleva también los hombros atrás, abre el pecho y siente como tu glúteo sale hacia arriba. Inhala y repite el ejercicio 10 veces muy lento y siendo consciente del recorrido y la respiración en todo momento. Si puedes cerrar los ojos es perfecto. Tienes la opción de hacer solo el movimiento pélvico más pequeño sin involucrar tanto el resto o como describí con anterioridad.

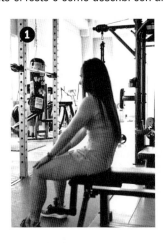
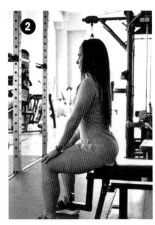

• Repetimos el movimiento anterior solo que esta vez añadimos la contracción del glúteo al finalizar la retroversión, inhalo y exhalo contrayendo toda la musculatura de los glúteos, repitiéndolo 5 veces.
Este ejercicio lo puedes realizar también inhalando y exhalando. Comenzando el movimiento de retroversión, inhalo, exhalo y contraigo glúteos una sola vez. Inhalo y exhalo cambiando hacia la anteversión contrayendo una vez de nuevo. Puedes repetirlo 10 veces o realizarlo cuantas veces quieras convirtiendo tu silla de trabajo en tu nuevo *gym*.
• Este ejercicio lo puedes realizar en cuantas veces quieras; además de ser ideal para despertar tus cachetes, vas a poder coordinar movimientos que realizaremos mucho más adelante en las rutinas de entrenamiento. Y te podrás soltar con el *twerking* mucho más y mejor (no adelantemos acontecimientos). Y manos a la obra al movimiento que te propongo. Tal cual, estás sentad@ con la espalda recta, contrae

tus glúteos. Coge aire y exhala, contrae tus cachetes todo lo fuerte que puedas y mantén 3 segundos. Suelta aire, relaja y de nuevo repite apretando con más fuerza aún tus glúteos. Repite el ejercicio 20 veces. Puedes ir aumentando la contracción paulatinamente, no te recomiendo más de 10 ya que tienes que acompañar siempre el movimiento a la respiración y ambos deben tener la misma duración.

• Una vez que eres consciente del movimiento anterior puedes pasar a localizar cada cachete. Primero buscamos la contracción en el cachete derecho, mantenemos 3 segundos y le pasamos el protagonismo al otro cachete.

Busca una o dos palabras que te motiven y que puedas emplear y acoplar al movimiento, por ejemplo:

TÚ (contraigo cachete derecho)/**PUEDES** (contraigo cachete izquierdo).
VA (contraigo cachete derecho)/**MOS** (contraigo cachete izquierdo).
CU (contraigo cachete derecho)/**LAZO** (contraigo cachete izquierdo).
TE (contraigo cachete derecho)/**SALES** (contraigo cachete izquierdo).

Ya has conseguido sentir tus glúteos contrayendo, apretando, movilizando y oxigenándolos como nunca antes habías hecho (no te extrañes si sientes agujetas una vez pasadas las 24 horas). Llega el momento de añadirlo a algo tan cotidiano como caminar. Puedes empezar a emplearlo desde hoy y en cada paso que des en tu día a día, seguir trabajando en tu objetivo. Cada vez que des un paso contrae la musculatura glútea y actívate en todo momento.

Cuando hayas finalizado este capítulo y realizado los ejercicios correctamente notarás cómo todo tu cuerpo está activado; lo mejor es la sensación de liberación y relajación que sentirás. Además, serás mucho más consciente de porqué estos dos movimientos pueden variar toda tu estructura ósea y toda tu musculatura en general. Incluyendo a tus glúteos que son los verdaderos protagonistas y hoy han tenido un estímulo extra.

Los movimientos de anteversión y retroversión pélvica son esenciales para realizarlos a diario. Podemos ir variando la posición, incluso puedes realizarlos en la silla de trabajo como hemos visto, añadiendo la contracción de tus cachetes. La contracción también puede acompañarte en cada momento del día que quieras y te acuerdes porque poder puedes incluso caminando, como ves.

Puedes elegir la posición y el momento, te recomiendo que los realices de manera consciente 21 días para que empiecen a ser parte consciente de tu día a día. No te puedes ni imaginar la de beneficios a largo plazo que vas a encontrar con algo tan sencillo que puedes realizar en cualquier lugar y momento. No hay excusas.

CAPÍTULO 7

QUIERO QUE MIS GLÚTEOS CREZCAN, ADORO EL VOLUMEN

Para conseguirlo es preciso llegar al «superávit». El organismo debe recibir más calorías de las que gasta a diario en sus funciones. Para conseguirlo es esencial establecer un plan dividido en tres aspectos fundamentales: dieta, ejercicio y descanso (D.E.D que no D.E.P porque no vas a morir en el intento). Siempre lo digo cuando entreno: para que un crecimiento valga la pena es necesario que te desafíes a ti misma todo lo que puedas. ¿Estás dispuesta a conseguirlo?

Dieta específica para aumentar los glúteos

• Realiza pequeñas comidas en el día para elevar el volumen corporal, así evitarás el catabolismo cuando pasan muchas horas entre comida y comida.
• En todas las comidas añade proteínas, que son los ladrillos que necesitas para la construcción de tu nuevo «cu cu».
• Si tu constitución es endomorfa, es decir muy delgada, procura que las proteínas y carbohidratos sean un 40% y un 20% grasas.
Si es endomorfa con tendencia al sobrepeso, eleva las proteínas al 60%, reduce carbohidratos al 30% y las grasas y el resto a un 10%.

IMPORTANTE: Antes de irte a dormir procura hacer una pequeña ingesta de proteínas.

52

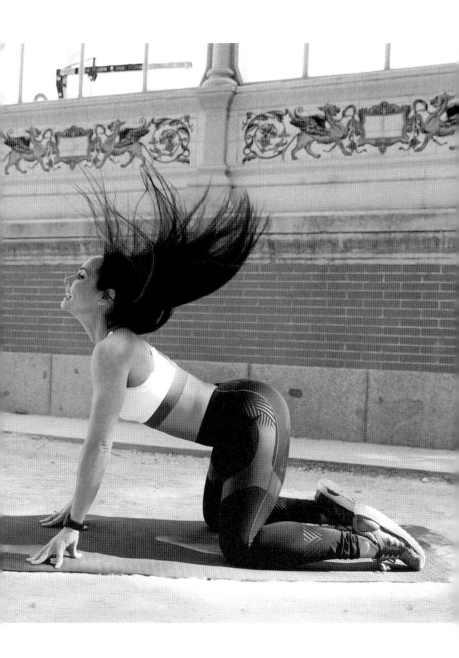

Tipo de ejercicio

Reduce el ejercicio de alta intensidad y larga duración. Nos vamos a inclinar por el trabajo muscular de alta intensidad y corta duración que estimula la hipertrofia de los músculos sin un gasto excesivo de energía.

Trabaja más ejercicios de peso libre que con máquinas en el *gym*, las mancuernas y el trabajo de resistencia son tus mejores aliados.

La importancia del descanso

El descanso es esencial a la hora de adquirir volumen. Que nadie te quite tus ocho horas de sueño. Tu cuerpo crece y se regenera durante el sueño, no en vano la hormona de crecimiento, esencial en todos los procesos de desarrollo, tiene su punto álgido de producción natural mientras dormimos.

Descansar después de cada comida unos veinte minutos sería lo ideal. Este descansito puedes hacerlo —si te dejan— incluso en la silla del trabajo, subiendo los pies en lo alto; un hábito que te ayudará a ralentizar el metabolismo y te permitirá una mejor absorción de los nutrientes.

Para que nuestro culo reaccione y crezca debe estar sometido a un esfuerzo al que no está acostumbrado, en forma de resistencia o intensidad. La reacción orgánica correspondiente será la adaptación a esa sobrecarga de trabajo para que deje de suponer un desafío y se convierta en algo accesible; con ello nuestros músculos se volverán más fuertes y voluminosos. El cuerpo siempre va a responder a todas las demandas que le pongamos. Gradualmente irá asimilando esas sobrecargas que hay que seguir aumentando a medida que vamos avanzando.

Si lo que quieres es aumentar volumen, una vez que termines este programa entrena tres días a la semana ejercicio de fuerza con buenas cargas.

La base para conseguir tus resultados se llama REPETIR, REPETIR Y REPETIR.

CAPÍTULO 8

QUIERO ENDURECER, REDUCIR Y DEFINIR MI CULO

Si este es tu objetivo, estás de suerte porque la práctica deportiva regular sirve para reducir la flacidez y el tejido adiposo, a la vez que mejoras el tono y volumen muscular, lo que contribuye a remarcar un cuerpo atlético de formas dinámicas y vigorosas.

Además, haciendo deporte prolongas tu vida; y tu tarjeta de identidad será objeto de todas las miradas. Cuando termines el libro prepárate para tu nuevo apodo: «rompe cuellos».

Endurece

Además de endurecer tus glúteos también lo hace el resto de tu cuerpo, eso sí, tus glúteos van a tener un esfuerzo y trabajo extra para potenciarlos aún más ya que vas a dedicarles treinta días en los que entrenarás el músculo más grande del cuerpo «como si no hubiera un mañana»: hoy, hoy, y luego hoy... Recuerda que mañana no existe para nosotros. Hoy es tu día.

Entenderás lo que hablo si realizas ejercicio como algo habitual. Si te tocas después del entreno estarás duro como una piedra o mucho más duro de lo que estás cuando tus músculos están en reposo o inactivos. En ese momento te gustas, te pones, te quieres y por supuesto que «te vienes arriba» cual diosa o dios del Olimpo, ¡vamos, que te molas lo más grande! Lo malo es cuando pasan unas horas y todo vuelve a su lugar y más que un dios o una diosa del Olimpo eres del olimpo de los diésel.

Vale, entonces, ¿qué tengo que hacer?

Es muy importante saber trabajar la progresión con ejercicios destinados a:

• Ganar fuerza.

• Fondo.

• Perder peso.

Por lo tanto, combinamos ejercicios pliométricos, isometrías, ejercicios analíticos, ejercicios de fuerza, movimientos cardiovasculares, trabajo de resistencia...

Todo esto y más lo vamos a hacer en nuestras rutinas de entrenamiento.

Reduce

Aquí tenemos las tres formas u opciones posibles para bajar de peso:

• Deshidratación.

• Reducción de volumen hídrico.

• Pérdida de masa muscular y grasa.

Deshidratación

Digamos que esta es la más rápida, muchos deportistas que tienen que dar el peso en concreto en una prueba recurren a ello, por tiempo y porque posiblemente se trata de una bajada muy pequeña. Se recurre a saunas para seguir eliminando agua.

Reducción de volumen hídrico

Se trata de perder tejido muscular, eliminaremos la masa magra por la destrucción del músculo y tejidos conjuntivos como consecuencia de una ingesta insuficiente de proteínas y calorías. Además de un desgaste físico excesivo. Reduce el ritmo del metabolismo y pone en peligro las estructuras y funciones corporales.

Pérdida de masa muscular y grasa

Lo ideal es hacerlo por la vía de la reducción de la masa grasa corporal. Hacerlo correctamente es tanto posible como deseable. Aumentar el porcentaje muscular reduciendo la grasa y manteniendo la masa. Con ello además nuestro ritmo metabólico será más activo y utilizará más y mejor las calorías.

Define

Esto siempre viene después de la fase donde aumentas el tamaño de tus músculos. Yo más que definir lo llamaría pulir.

Para encontrar una buena definición primero tienes que tener creado el músculo, es pronto para ir a la definición si estás empezando hoy.

Si tu músculo está construido y lo que quieres es quitar esa «capita» extra que no deja reflejar tus cortes musculares, debes meter como mínimo tres horas de cardio a la semana. Yo recomiendo seis horas alternándolo con tu deporte cardiovascular preferido: running, elíptica, remo... teniendo en cuenta que el trabajo de fuerza en el gimnasio sigue siendo el complemento perfecto para este fin. Adaptaremos los entrenamientos a menos cargas y más repeticiones. El tejido muscular es el más metabólicamente activo del cuerpo, por ello es obligatorio incidir en su trabajo.

Lo que nos tiene que quedar claro al finalizar este capítulo es que estamos obligados a tener activado todo el organismo:

Metabolismo activo:
• Quema de calorías.
• Mayor uso de nuestras reservas.

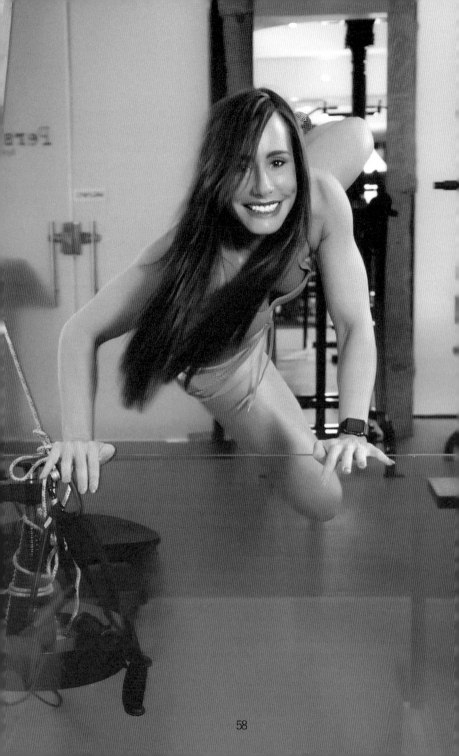

CAPÍTULO 9

ERRORES Y ACIERTOS AL ENTRENAR LOS GLÚTEOS

1 Quiero adelgazar mis piernas y aumentar mis glúteos.

Estas son dos cosas diferentes. Si quieres adelgazar empieza el proceso, ¡adelante! Eso sí, primero baja de peso y luego haz crecer tus músculos. Cuando adelgazamos no lo hacemos solo de una zona concreta, sino que adelgazamos de todo el cuerpo. Algunas personas tienen tendencia a bajar más rápido de una zona que de otra y les cuesta reducir en sus zonas más conflictivas y rebeldes, donde siempre se acumula el exceso de grasa. Mi consejo es que empieces por el uno, la bajada de peso y luego te vayas al dos, el crecimiento muscular.

2 Realizar ejercicio sin peso adicional.

Recuerda que tienes que crear músculo, o más bien es una necesidad. Debemos construir unos glúteos fuertes ya que es el músculo más grande de nuestro cuerpo y debe de ser potente y poderoso. Si no lo activamos y lo dejamos dormido no vamos a conseguir despertarlo y mucho menos conseguir cambios en él. No hace falta que estés buscando una hipertrofia o crecimiento muscular exagerado. Lo que está claro es que si no trabajas con peso y no creas una base o estructura muscular, no vamos a llegar a tener avances y el proceso será mucho más que lento. Las pesas son tu mejor amigo, debes entrenar pesado y exigir a tus músculos el grado de intensidad necesario.

3 Con un entrenamiento HIIT solo quemo calorías.

Con este tipo de entrenamiento de 25-30 minutos es posible aumentar nuestra musculatura, además de ser un entrenamiento cardiovascular también entrenamos fuerza y resistencia por la combinación de ejercicios. Este tipo de entrenamiento enfocando ejercicios globales en los que trabaje todo el cuerpo y ejercicios específicos de glúteo, conllevan a un resultado brutal y además disfrutaremos entrenando. Sabiendo como estructurarlo no nos aburriremos ni un poquito.

4 Hacer mucho cardio.

Abusar del entrenamiento cardiovascular y prolongarlo con sesiones muy largas y duraderas no es favorable en este proceso. Piensa o busca en internet cuerpos de atletas que corran 100 metros y observa sus glúteos. Ahora busca maratonianos y observa de nuevo su trasero. ¿Sobran las palabras verdad?

5 Siempre hago lo mismo y no noto resultados.

Hay que utilizar diferentes estructuras de entrenamiento. Hacer siempre lo mismo no funciona. Tu cuerpo se acostumbra y te quedas estancado. Siempre hay que sorprender al cuerpo con nuevos ejercicios. Varía tu rutina de entrenamiento con nuevos implementos y cargas.

6 Frecuencia.

El músculo crece durante el reposo. Debes entrenar tus glúteos un mínimo de dos veces por semana y un máximo de cuatro días, introduciendo en ellos dos días con un trabajo de fuerza mucho más específico y con cargas mayores que el resto. E incluir en ello un respiro o descanso obligatorio. Ordena y planifica tu semana y haz variaciones. Trabaja tu cuerpo como un todo y divide tus sesiones de entrenamiento por grupos musculares. Este programa de ataque y activación en 30 días es para que lo realices solo 30 días, no todos los meses y mucho menos todo el año. Te recuerdo que estás estimulando toda la musculatura de tus glúteos y mantenerla en el tiempo te impedirá el avance, crecimiento y tamaño de tus «pompas».

7 Mala ejecución de ejercicios.

Yo lo veo y lo hago. ¡Noooo! Es un error común hacerlo mal ya que además de no obtener resultados puedes lesionarte y con ello estás perdiendo el tiempo, la energía y las ilusiones. Entrena conscientemente y si no sabes acude a un profesional para que te enseñe la técnica correcta y la manera de ejecutarlo. Mírate siempre al espejo, los gimnasios están llenos de ellos y no están ahí por casualidad, ni para que te mires al pasar si combinaste bien la ropa o llevas bien el peinado. Están ahí para ayudarte y ser el reflejo de tus movimientos. El espejo no va a engañarte si te fijas bien y sabes cómo hacerlo.

8 Activación.

Para un buen progreso es muy importante saber activar la musculatura. Hacer siempre ejercicios específicos para avivar tus glúteos. Empieza la rutina una vez que empezaste a bombear sangre, nota que queman y siéntelos de verdad antes de empezar a coger peso. Con que dediques a ello un minuto o dos antes de empezar, ya es suficiente.

9 Poco esfuerzo.

Si no das el 100% no esperes tener los mejores resultados. Debes entrenar como un campeón. Siempre tienes que esforzarte y dar lo mejor de ti. No te conformes con una carga que controles, intenta siempre ir un poco más allá. Métele intensidad a cada ejercicio que realices.

10 Nunca siento mis glúteos cuando entreno.

Si no percibes y palpas tus glúteos, si no aprecias sensaciones en tus músculos cuando entrenas y experimentas, sintiendo el trabajo y dónde están localizados, lamento comunicarte que no estás entrenando bien. No se trata de hacer por hacer, se trata de sensaciones musculares inconfundibles.

11 Cargarte mucho, las cargas muy grandes son de hombres.

No digo que te conviertas en Hulk, demasiada carga no te va a ayudar a localizar más el músculo, debes ser consciente. Al coger más peso del que debes tu musculatura compensa y son otros músculos los que trabajan, no tus glúteos y debes tener claro que ellos son los únicos protagonistas, por lo tanto, no estarías realizando un entrenamiento especifico con ese fin.

12 No soy constante. No tengo tiempo.

Sin constancia es imposible conseguir unos buenos resultados y que salga bien. Debes poner metas semanales, mensuales y anuales.

13 La clave son las sentadillas.

Realmente es un ejercicio muy bueno, funcional y versátil, además de muy completo, solo que no es específico ni se trabaja de forma aislada con él. Puedes desarrollar más tus cuádriceps que tus glúteos. Y debemos de incidir más en el trabajo de glúteo y aislarlo.

14 Puedo hacer varias cosas a la vez.

Imprescindible la concentración, no puedes estar a otras cosas, aparta el móvil o déjalo en la taquilla. Cada ejecución requiere de mucha concentración. Es obligatorio que tengas una conexión directa con tu grupo muscular, así que empieza a pensar con tu culo, eso ayuda a que lo sientas. Y cuando consigues ubicarlo es lo mejor para tus resultados. Conecta con él.

15 Resultados ya.

El músculo no crece de un día para otro, todo necesita su tiempo, incluso su proceso de desarrollo ya que no se construye tan fácilmente. Es mucho más sencillo bajar de peso que construir musculatura. Con ello te pido paciencia y espera. No te frustres y abandones, piensa que es un ciclo y dale su espacio.

16 Localizo con patadas de glúteo.

Este un ejercicio básico que trabajamos en las clases colectivas. Eso sí, si no lo trabajas con peso no vas a reclutar muchas fibras musculares y no crearás estrés metabólico en ello.

17 **Las bandas de resistencia no sirven para nada.**
Son geniales para trabajar el glúteo medio que nos va a ayudar a prevenir lesiones y a sacar un máximo partido a nuestros glúteos. Podemos trabajar isometrías que no podríamos trabajar de otra manera.

18 **Mi ídolo tiene los glúteos perfectos y no entrena en el gimnasio.**
Hay muchos caminos para conseguir unos glúteos estéticos. No te fíes de las redes sociales y de personas a las que sigues que con una vida sedentaria consiguen lucir unas pompas arriba, trabajadas y musculadas. Hay muchas maneras de tener unos glúteos con volumen, y no todas llevan el sacrificio y esfuerzo diario. Ahora, esos glúteos no son reales ni lucirán como los tuyos después de hacer este programa. Opciones hay muchas, cada uno elige la suya, ahora donde hay músculo hay admiración máxima.

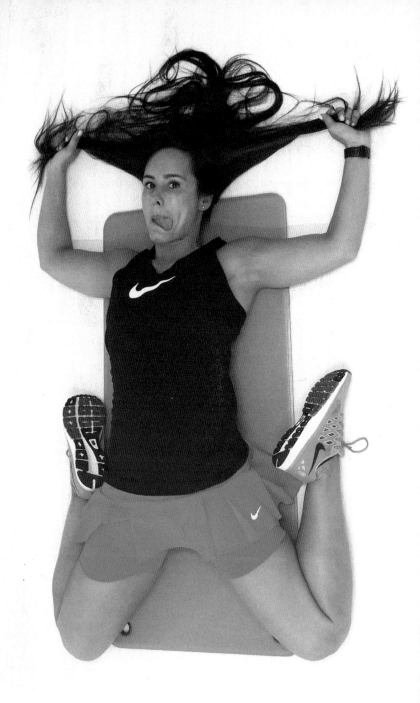

CAPÍTULO 10

ESTIRAMIENTOS

Un buen entrenamiento debe estar lleno de sensaciones, un buen estiramiento también.

Después de entrenar hemos congestionado el músculo, que hayas notado esto ya es un síntoma claro de un buen entrenamiento. Si al día siguiente notas la zona trabajada, con o sin agujetas, es porque tus músculos dicen que están ahí de alguna manera y te saludan agradecidos. Sin duda es otro síntoma de un entreno favorable, aprovechado y de calidad.

No tienes por qué realizar todos los ejercicios que aquí te muestro cada día, puedes elegir un mínimo de tres para el entrenamiento diario dependiendo de cómo hayas trabajado, o realizar mi secuencia favorita. Dedicarle más o menos tiempo depende de tu día y solo y exclusivamente de ti.

Además, puedes guardártelos en tu mochila particular para aprovechar la activación de tus glúteos en un momento indicado o lugar que te plazca para seguirlos mimando.

También puedes elegir los más indicados para ti y para tu tipo de glúteos.

¿Cuánto debe durar un estiramiento?

Los estiramientos que te detallo debes mantenerlos entre 10 y 30 segundos, no más. Y a excepción de las secuencias, que las trabajaremos con nuestra respiración. Dedicaremos entre 5 y 10 respiraciones completas a cada estiramiento, y en cada exhalación intentaremos relajar más la musculatura e ir más allá en el estiramiento. Deja que tu respiración te lleve y te ayude a ceder tu cuerpo.

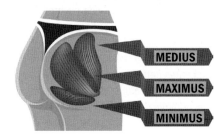

Comenzamos los estiramientos:

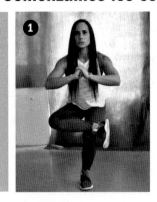

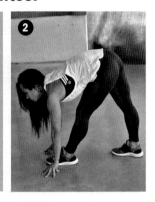

ESTIRAMIENTO A UNA PIERNA Y MANTENIENDO EQUILIBRIO O APOYO EN PARED.

• Músculos: glúteo medio y mínimo.

¿Cómo lo realizo?

Comenzamos con un ejercicio que podemos realizar en cualquier lugar. Si tu equilibrio falla puedes ayudarte de una silla o una pared. Si te quieres retar a ti mismo y concentrarte, intenta buscar un punto fijo que no se mueva; si tienes un espejo al frente intenta fijar el punto arriba o abajo, en cualquier punto fuera del espejo.

De pie, flexionamos una pierna encima de la otra, nos colocamos como en la foto, apoyando nuestra mano encima de la rodilla que queda arriba para ejercer un poquito más de presión, sin hacernos daño, por supuesto.

La pierna que queda abajo está ligeramente flexionada y nuestro cuerpo flexionado hacia delante.

ESTIRAMIENTO EN UN PASO.
Músculos: glúteo medio.

¿Cómo lo hago?

Comenzamos de pie y damos un paso al frente, con los dos pies mirando al frente igualmente. Cogemos aire y exhalamos llevando nuestra nariz al pecho e intentamos bajarla lentamente hasta llevarla a la rodilla. Intentamos apoyar la palma de nuestras manos en el suelo; si no puedes, mantén el apoyo en el muslo por encima de la rodilla. Después de mantener unos segundos cambiamos con la otra pierna.

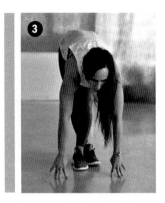

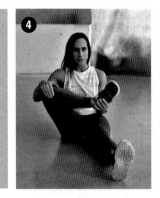

CRUCE DE PIERNA DE PIE.
Músculos: glúteo mayor.

¿Cómo lo hago?
Comenzamos de pie y cruzamos una pierna por detrás. Inhalamos en la parada y vamos bajando lentamente, bajando vértebra a vértebra al suelo, llegando hasta el máximo que podamos llegar. Una vez que hemos mantenido lo suficiente el estiramiento y llegado a nuestro tope (por esta vez), cambiamos de pierna.

RODILLA Y PIE AL PECHO.
Músculos: glúteo mayor y medio.

¿Cómo lo hago?
Siéntate en el suelo con la espalda derecha y recta. Apoyamos nuestra espalda en una pared, con una pierna estirada y flexionamos la otra pierna; sujetamos con la mano correspondiente a nuestra pierna nuestro tobillo y lo llevamos hacia nuestro pecho. Con el codo del brazo correspondiente a la pierna flexionada sujetamos nuestra rodilla llevándola a nuestro pecho. Espiramos el aire lentamente, llevamos el pie hacia el hombro opuesto y mantenemos expulsando el aire. Repetimos con la otra pierna.

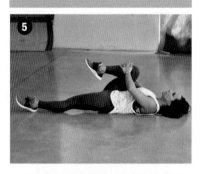

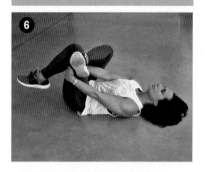

TUMBADOS Y RODILLA AL PECHO.
• Músculos: glúteo mayor (principal), glúteo medio y menor, pierna extendida, psoas iliaco (secundario).

¿Cómo lo hago?
Nos tumbamos en el suelo, flexionamos una pierna, abrazamos nuestra rodilla y cadera con ambas manos presionando sobre el pecho. La otra pierna queda extendida en el suelo.

Estiramos el glúteo de la pierna que está levantada, pero secundariamente se elongan también los flexores de la cadera de la pierna que tenemos extendida.

¡¡Atención!!
Si no eres muy flexible o estás comenzando notarás que la pierna que debe permanecer en el suelo quiere levantarse y tienes que evitarlo. En el caso de que no puedas sol@ al principio, pide ayuda.

SUJETAMOS DESDE EL MUSLO.
• Músculos: glúteo mayor.

¿Cómo lo hago?
Nos tumbamos y flexionamos nuestras rodillas apoyando las plantas de los pies en el suelo; subimos una pierna por encima flexionando con esta nuestra rodilla. Con nuestras manos sujetamos el muslo de la otra pierna por detrás, elevamos hacia arriba y mantenemos en esa posición. Después cambiamos con la otra pierna.

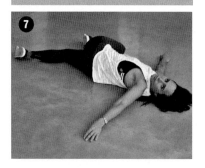

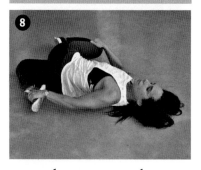

ROTACIÓN DE CADERA TUMBADO.
• Músculos implicados: glúteo mayor y glúteo medio.

¿Cómo lo hago?
Nos tumbamos en el suelo, flexionamos una pierna y la llevamos al lado ayudándonos con nuestra mano. El brazo contrario queda apoyado en el suelo completamente, nuestra cabeza mira hacia el lado contrario de la rodilla que está flexionada.
No despegues del suelo los hombros en la medida de lo posible e intenta que la rodilla toque el suelo. A menos que seas muy flexible, lo normal es que tu rodilla no llegue a tocar el suelo, si es así mantén diez respiraciones con tu mano encima de rodilla y relaja tu cuerpo. Comprobarás que baja solo si quitas toda tensión en tu cuerpo.
Importante: nuestra cabeza mira al lado contrario que la pierna que está flexionada. Lo mismo con la otra pierna.

ROTACIÓN DE CADERA MÁS X.
• Músculos: glúteo mayor, medio y mínimo.

¿Cómo lo hago?
Este estiramiento es muy completo, es igual que el anterior solo que sujetamos también la pierna de atrás y vamos un poquito más allá. Mantenemos el estiramiento y elevamos hacia arriba tanto la sujeción de rodilla como la del pie. La cabeza mira al frente. Y cambiamos de lado.

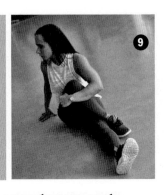

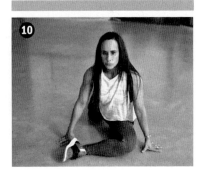

ROTACIÓN HACIA ATRÁS.
- Músculos: Glúteo medio y mayor.

¿Cómo lo hago?
Sentados, con el tronco erguido.
Lo mismo: pierna estirada y la otra flexionada. Puedes hacerlo con la pierna de abajo estirada y después la flexionas y amplías un poquito más la rotación del tronco y el estiramiento (adoro esta posición, es bonita, elegante, y relaja «lo más grande»).
Variante sentados con la pierna extendida: la pierna que queda arriba y el pie apoyado en el suelo va mucho más adelantada, de tal forma que trabajamos más el glúteo medio y menor.

LA PALOMA
- Músculos: glúteo medio y mínimo.

¿Cómo lo hago?
Esta posición es una asana de yoga. Arrodíllate y lleva una pierna doblada delante del cuerpo y la otra estirada atrás, apoya las manos en el suelo a ambos lados del cuerpo mientras intentas llevar la ingle hacia el suelo. Mantén la espada recta y las caderas paralelas al suelo. Para un mayor estiramiento intenta que en la pierna que está delante el tobillo y rodilla estén en línea recta.

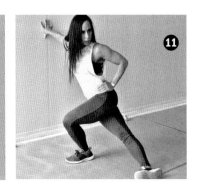

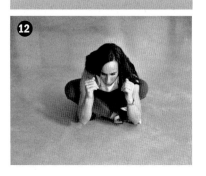

ABDUCCIÓN DE CADERA DE PIE.
• Músculos: deltoides, glúteo mayor y glúteo medio.

¿Cómo lo hago?
De pie. Si tienes la opción de sujetarte a una espaldera, perfecto, por el tema de regular la altura, si no, con una pared o una silla nos apañamos. Nos situamos lateralmente, liberamos el peso del cuerpo de la pierna más cercana a la espaldera (pared o silla) y cruzamos por detrás de la otra en aducción. Bajamos el cuerpo lentamente al tiempo que se desliza la pierna liberada en mayor aducción. El tronco debe permanecer firme en todo momento.

INDIO RELAJADO.
• Músculos: glúteo mayor, medio y mínimo.

¿Cómo hago?
Nos sentamos con nuestras piernas cruzadas. Nuestra espalda en un comienzo está recta, intentamos llevar nuestros codos al frente y al suelo, flexionándolos y visualizándolos como si los tuviéramos apoyados en una mesa. Nuestra cabeza y espalda nos ayudan con el movimiento y vamos llevando hacia delante todo el peso de nuestro cuerpo.

¿Cuánto tiempo?
Este ejercicio lo realizaremos con la respiración, que debe de ser lenta y relajada. Por lo tanto, no es aconsejable realizar este estiramiento con prisa ya que no debemos forzar, más bien fluir con él. Es genial que lo trabajes entre 8 y 12 respiraciones y que cada una de ellas te lleve más allá hasta encontrar tu tope.

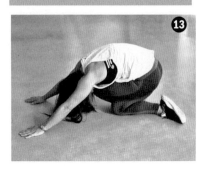

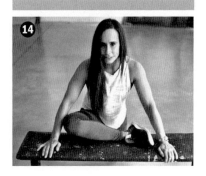

CRUZO POR DETRÁS.
• Músculos: glúteo medio, mínimo.

¿Cómo lo hago?

Desde la posición de cuadrupedia, cruzamos una de nuestras piernas por detrás y apoyamos las dos rodillas en el suelo. Después llevamos el peso de nuestro cuerpo atrás, como si nos fuéramos a sentar, y empujamos el suelo con nuestras manos hasta llegar a un estiramiento sensacional. Repetimos con la otra pierna.

ELEVACIÓN PIERNA DE PIE.
• Músculos: glúteo menor y medio.

¿Cómo lo hago?

De pie, buscamos una mesa o una camilla. Nos ponemos de frente a ella y elevamos una de nuestras piernas encima (mesa, camilla) flexionada; apoyamos la parte externa, el gemelo y la cara lateral de la rodilla se apoyan en ella, la pierna que queda abajo está estirada al frente, no la rotes, mantenla firme. Lleva el peso del tronco al frente y localiza.

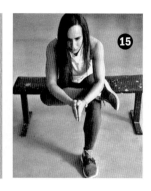

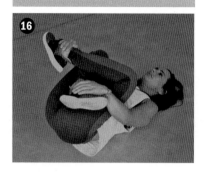

ESTIRAMIENTO EN SILLA.
• Músculos: glúteo medio.

¿Cómo lo hago?
Sentados en la silla cruzamos una pierna por encima de la otra y nos inclinamos hacia delante llevando el peso de nuestro cuerpo también al frente. Apoyamos la mano encima de la rodilla que está arriba y con la ayuda de nuestra respiración vamos dejando cada vez más peso para potenciar aún más el estiramiento. Mantenemos el peso adelante 5 segundos y lo repetimos 10 veces con la misma pierna.

ESTIRAMIENTO X.
• Músculos: glúteo mayor y medio.

¿Cómo lo hago?
Nos tumbamos en una colchoneta y realizamos una X con las piernas, nuestras manos sujetan a nuestros pies contrarios. Es decir, nuestra mano derecha sujeta nuestro pie o tobillo izquierdo y nuestra mano izquierda nuestro pie o tobillo derecho.

Mi secuencia preferida

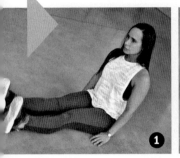 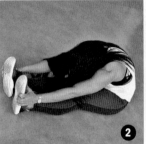 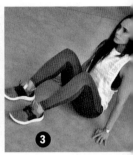

Nos sentamos con la espalda recta.

Llevamos nariz al pecho y vamos bajando vértebra a vértebra nuestra columna vertebral, alargando nuestras manos al frente como si quisiéramos coger nuestros pies por la planta (si no puedes mantente unos segundos ahí, y si tu tope no te deja, mantente en tu tope llevando el peso al frente).

Flexiona tus rodillas apoyando tus manos en el suelo a los dos lados de tu cuerpo.

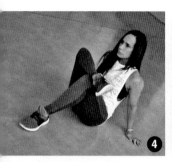 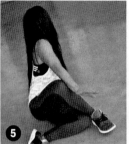 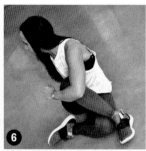

Cruza una pierna por encima de la otra y mantén.

Lleva la pierna hacia el lado que apunta el pie que está por encima e intenta llevarlo al suelo.

Para completar la secuencia estiramos nuestra espalda haciendo un giro completo al otro lado.
Una vez que lo hayas realizado todo con una pierna, realízalo con la otra. Es importante que acompañes la respiración al movimiento y que mantengas cinco respiraciones parándote en cada postura.

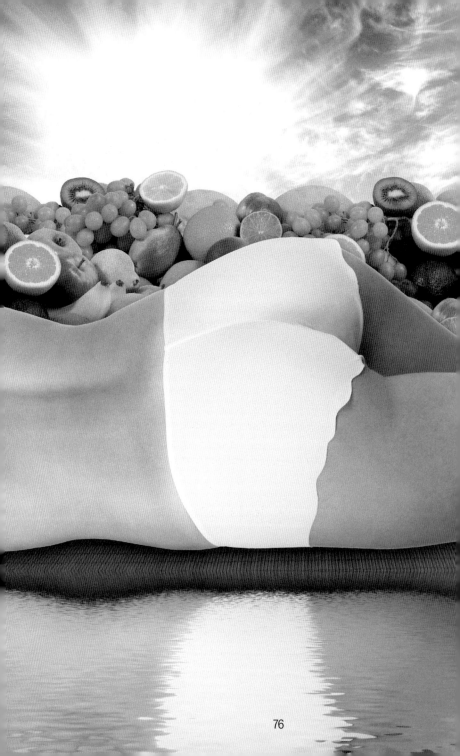

CAPÍTULO 11

LA DIETA DEL CU CU

Es muy importante cuidar nuestra alimentación. Nuestras necesidades posiblemente sean diferentes ya que no todos buscamos lo mismo ni queremos las mismas cosas. Es por lo que no todos llevaremos la misma rutina alimenticia en este proceso.

Lo que todos queremos es crear musculatura tengas el tipo de glúteo que tengas. Por ello, deberemos incluir huevos, carne magra, pescado, marisco, semillas, frutos secos, verdura, fruta y grasas saludables.

Importantísimo es beber agua, no bebas menos de litro y medio diario. Aunque pienses que no la necesitas estás equivocado, es el combustible necesario para que se realicen la mayoría de funciones vitales, tan necesarias que no podríamos vivir sin beber más allá de tres o cuatro días. El agua la necesita nuestro cerebro, nuestros pulmones, nuestro hígado, nuestra piel, nuestros músculos...

El porcentaje de agua que tiene el cuerpo humano es entre un 50% y un 70%. Perdemos agua en nuestro organismo con el sudor, por la orina, al digerir y metabolizar alimentos, incluso al respirar. Por lo tanto, es esencial reponer tu gasolina cada día.

Los 8 mejores alimentos para crear tu culo

Como ya sabes este trabajo va de dentro a fuera. La alimentación es muy importante y es una parte muy imprescindible para esta construcción. Como buen artista y creador de ti mismo empezamos poniendo una base de ladrillos de calidad. La estructura va a ser la clave para lo que luego será admiración de todos los ojos al pasar. Aquí te dejo los mejores alimentos para mí, por supuesto hay más y podría escribir una lista inagotable, aunque mi selección es esta. Incorpóralos a tu dieta y disfruta en el proceso de tu paladar y de todo lo que conlleva.

• HUEVOS

El huevo es una de las fuentes más ricas en proteína que existen, con un alto contenido en vitaminas, nutrientes y minerales. Hay que comer huevos en abundancia ¡¡¡síííííí!!!

Es la proteína por excelencia de más alto valor biológico, y por porción solo tiene 80 calorías. Esto saca una sonrisa, ¿verdad?.

Tememos al huevo por el colesterol, sin embargo, las grasas y el colesterol que el huevo nos proporcionan son grasas buenas. Si quitas la yema al huevo estás dejando ir una gran cantidad de micronutrientes esenciales para tu organismo. En la yema es donde se encuentran los nutrientes más recomendados del huevo. También poseen una gran fuente de ácidos grasos Omega 3, zeaxantina, luteína y antioxidantes. Además, la Fundación Española del Corazón suprimió la restricción en personas sanas.

No hagas caso de que el colesterol alto es malo, un mal balance entre colesterol bueno y malo es lo peligroso. Sin embargo, el huevo no es enemigo de tu salud, una alta cantidad de alimentos procesados sí. No debes preocuparte por lo que ingieres. En 100 gramos contiene 9,94 gramos de grasa y 12,58 de proteína.

• CARNES MAGRAS

Las carnes magras son las que tienen un gran contenido de proteínas y muy pocos niveles de grasa. Se componen de una gran porción de fibras musculares y su índice de grasa es bajo.

Estas carnes proceden de pescados, aves y mamíferos, y pueden ser tanto blancas como rojas. Yo te voy a nombrar dos que me encantan, tanto de carne como de pescado. Ya es labor tuya elegir los vegetales que las acompañan.

• POLLO

Siempre hemos escuchado lo del arroz y el pollo en la dieta de los deportistas o más asociado aún al culturismo y el fitness. Cuando lo que queremos es subir el músculo magro de forma limpia, el pollo es el alimento favorito. Sus beneficios son muchos por ser una excelente fuente de proteínas bajas en grasa, además de estar llena de vitaminas, nutrientes esenciales y sodio. El pollo nos aporta 30 gramos de proteína y por cada 100 gramos tiene 120 calorías. Otra ventaja es para nuestro bolsillo, ya que el pollo es muchísimo más económico que la carne roja, que también me encanta, aunque os dije que os nombraría dos, y mi elección en carne magra ha sido esta.

● ATÚN

El atún es bueno para tu trasero. Contiene un algo contenido en ácidos grasos Omega 3, y no solo eso, ya que tiene un alto contenido en fósforo, magnesio, importantes niveles de hierro y yodo, y vitaminas A, D y del grupo B. A mí me encanta natural, aunque si hay prisa es recurrente tener latitas de atún en casa, ya que una sola lata aporta casi la mitad de proteínas recomendables al día. Contiene 200 calorías por cada 100 gramos.

● LEGUMBRES

Además de la proteína, la fibra es algo muy importante para ganar grasa muscular. Las alubias, frijoles o judías, o como quieras llamarlas, son una fuente rica en fibra y también contienen proteínas. Te ayudarán en la dieta por su alto contenido en fibra, esencial para que tu cuerpo pueda asimilar y tener una respuesta adecuada a la insulina, algo importante en la absorción de los nutrientes que nuestro cuerpo necesita. La fibra también la podemos encontrar en una gran variedad de frutas y verduras.

● AGUACATE

El aguacate es rico en potasio, fibra y en diferentes vitaminas y minerales, pero lo que lo hace importante es su grasa monosaturada la cual, de no ser consumida apropiadamente, podría ayudar en la subida de peso. Por lo tanto, lo recomiendo, pero no te pases en las cantidades. El aguacate es una delicia, a mí me encanta en el desayuno: una tostada de pan de centeno, queso fresco y miel natural... ¡se me hace la boca agua! Es un complemento perfecto en ensaladas, pastas, tacos... Y te ayudará a mejorar y a aumentar tu trasero. Además, beneficia el funcionamiento de tu corazón y te da mucha energía.

• NUECES

Las nueces son una de las mejores fuentes de grasas positivas que existen y uno de los alimentos con más antioxidantes. Contienen Omega 3, 4 gramos de proteínas y 2 gramos de fibra por cada 100 gramos. También contienen magnesio y fósforo. Lo más divertido de ellas es que puedes llevarlas en un bolsillo para esos momentos que te dan hambre; son un alimento de lo más amigable ya que puedes añadirlas en el muesli, el yogurt, en un bol de frutas... Yo soy alérgica a las nueces y siempre las tengo que combinar para no tener sorpresas. También te digo que no puedo evitar comerlas. Me gustan demasiado y sus beneficios me gustan aún más.

• DÁTILES

Son unos de los mejores ingredientes para el desarrollo del músculo. Tienen cantidades significativas de potasio y regulan el proceso digestivo. Aumentan significativamente los niveles de energía media hora después de consumirlos. Son fuente de vitaminas y nos aportan fibra. Minerales como el hierro, sodio, fósforo, zinc y magnesio también están en esta fruta tan pequeñita. Y otra cosa importante es su efecto laxante. Por lo tanto, es bueno que consumas uno al día. También combaten la osteoporosis y nos ayudan a tener los huesos sanos y fuertes. Dátil es sinónimo de fortaleza. Pon un dátil en tu vida.

Los 7 enemigos de tu culo

• ALCOHOL

Enemigo número 1 de tus músculos. Su único aporte son calorías vacías en forma de CH y alcoholes que van al hígado. Lo peor es que el alcohol interfiere en los procesos metabólicos que reconducen los nutrientes, vitaminas y minerales a tus músculos y queman la liberación de tu grasa de reserva. Además de quitarte energía y vitalidad. No es muy normal que te entren ganas de entrenar tanto si «estás un poquito perjudicado» como si es la resaca la que se apodera de tu cuerpo.

• BEBIDAS GASEOSAS O CARBONATADAS
Ya que refrescan mucho, las hemos tomado todos en algún momento. Cada vez se descubren más efectos perjudiciales de tomarlas de forma abusiva, como arritmias, temblores, ansiedad, disminución de la masa ósea... Pueden afectar a nuestro sistema nervioso si tienen una alta concentración de cafeína, provocar dependencia e incluso insomnio.

• FRITOS
Son alimentos muy, pero que muy calóricos. No te recomiendo en absoluto que reboces y frías todos los alimentos para darles más sabor. Es un tremendo error. También incrementan el riesgo de enfermedades cardíacas... ¿¿Para qué??

• AZÚCARES BLANCOS O REFINADOS
Los carbohidratos no son tus enemigos a la hora de ganar músculo, eso sí, debes elegir carbohidratos «buenos». Y para ello solo tienes que decidirte entre los naturales, que estén poco o nada procesados, como verduras, hortalizas, frutas y cereales integrales, tubérculos, etc., todos sin procesar ni alterar apenas salvo dándoles una cocción ligera. Evita sí o sí el azúcar blanco.

• ZUMOS DE FRUTAS
Donde esté la fruta fresca... Ni tan siquiera el zumo que hacemos en casa tiene las mismas propiedades, por lo que es mejor ni hablar de los zumos envasados. La fruta es rica en carbohidratos y fibras y además nos ayuda a ganar músculo y a olvidarnos de la acumulación de grasas. Pela la fruta y disfruta del sabor en el paladar abriendo todos tus sentidos a tan rico manjar.

• BOLLERIA INDUSTRIAL

La mezcla de azúcar, harinas refinadas y grasas es perfecta para ganar peso, pero en forma de grasa, no de músculo.

• EMBUTIDOS

Con toda la pena de mi corazón tengo que poner embutidos. Como todos sabéis, soy de Ciudad Rodrigo, el pueblo más bonito de Salamanca y para mí el más bonito de España. El embutido en mi pueblo no es rico... es más que rico (uuuummmmm...:) el lomo, el jamón, el chorizo, el salchichón y el farinato forman parte del día a día. Debemos aprender a escoger bien los embutidos de calidad y aun así debemos tener mucho cuidado con este alimento. También os digo una cosa, que lo que se come se cría y por suerte me crié en una familia en la que la calidad de la comida siempre marcó la diferencia. Aprende a escoger bien porque cuando la calidad es buena, esta carne tiene un alto contenido en proteínas de alto valor biológico, minerales como selenio, hierro y zinc y vitaminas.

CAPÍTULO 12

LOS MEJORES ALIADOS DE TU MALETA

Sin ninguna duda, siempre hay imprescindibles en la maleta. Para mí son las bandas de resistencia, la comba y los tensores.

La mayoría de las veces buscamos una excusa para no hacer nada durante nuestras vacaciones, el fin de semana que vamos a ver a la familia o cuando nos vamos de visita cultural.

Creemos que no hay espacio para otra cosa y la verdad es que siempre hay un espacio diminuto en el que podemos llevarlos.

• BANDAS ELÁSTICAS

Son las mejores, no abultan nada y además ahora vienen por intensidades. Las que más utilizo son la negra y la roja que son las más fuertes, aunque tú puedes empezar desde la amarilla e ir subiendo a la verde, roja y negra.

Lo ejercicios que podemos realizar con ellas son muchísimos. Te voy a dar dos para cuando leas este libro o cualquier otro libro. Incluso leyendo puedes entrenar a la vez. Te doy unos ejercicios básicos para ello.

Nos tumbamos boca arriba en la cama, colocamos la banda en los tobillos y elevamos nuestras piernas estirando nuestras rodillas de tal forma que queden rectas.

No te preocupes del número de repeticiones porque puedes hacer infinitas si el libro tiene una lectura entretenida o te pica tanto que no puedes más. Puedes hacer paradas, y volver de nuevo a abrir, cerrar, abrir, cerrar...

¿Qué te parece si haces entre 100 repeticiones y 1.000? Prueba. Si quieres más puedes utilizar más de una goma y meter un extra de resistencia.

Hacemos justo lo contrario, nos tumbamos boca abajo con la goma en los tobillos, aunque también la podemos colocar por encima de las rodillas. Elevamos nuestros pies en alto y apretamos fuerte nuestros glúteos haciendo el mismo movimiento de apertura. Los toques son pequeñitos y los metemos acompañándolos con la respiración.

No seas un conejo Duracell. Recuerda que hay que oxigenar el músculo y no solo hay que meterle tensión.

Realiza las repeticiones que quieras y lo mismo que en el ejercicio anterior: haz un mínimo de 100 y dedícale el tiempo que puedas.

Una vez que comiences a tener los tensores como aliados te faltará algo en tus lecturas en el sofá o en la cama.

• COMBA

Una excusa muy típica es decir «no sé saltar». Pero yo siempre lo pongo muy sencillo. Si la comba es un estorbo, entonces no la utilices. Tenemos la imaginación para algo y para que nos vamos a desesperar o fallar porque nos enredamos o a enfadarnos con la vida porque no nos sale. Si la tienes física y la controlas es genial, eso sí, si no la controlas no la lleves en la maleta.

Juega con el tiempo. Saca cinco minutos cuando te levantes por la mañana. Activa todo tu cuerpo antes de desayunar y siéntete genial contigo mismo.

No necesitas prácticamente espacio y, además, saltando involucras todos los músculos de tu cuerpo, mejoras la coordinación, la resistencia, la agilidad...

Realizarlo bien hecho fortalece nuestros tendones, músculos y fibras. Y es el mejor ejercicio para la densidad de nuestros huesos. Además, los saltos nos transportan a la infancia y nos van a sacar más de una sonrisa. ¡No nos van a quedar sin mover ni las pestañas!

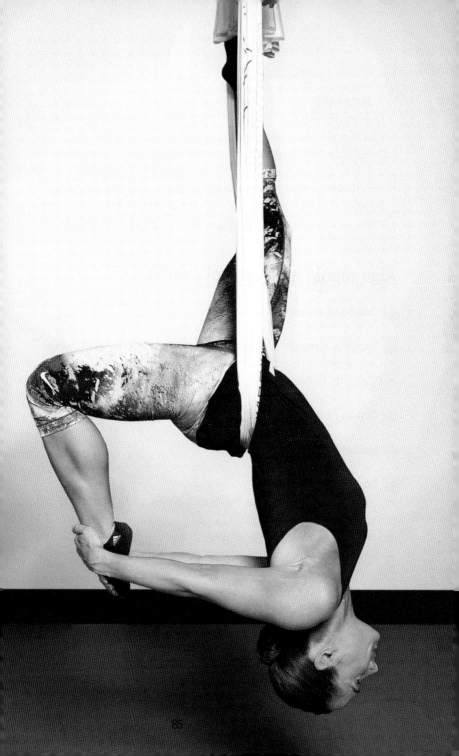

- **TENSORES**

Nuestro objetivo son los glúteos. Y con los tensores podemos realizar un trabajo preciso y muy localizado con una muy buena resistencia. La diferencia con las gomas es que tienen dos asas. Lo mejor de los tensores es que podemos compartir el trabajo con nuestro compañer@ de habitación porque hay cientos de ejercicios para trabajar juntos.

Además, con los tensores podemos activar el resto de la musculatura y hacer un trabajo genial porque complementamos un trabajo *fit* para todo el cuerpo.

Algo rápido para todo el cuerpo.

1. Comba/1 minuto.

2. Tensores elevaciones laterales (hombros)/10-12 repeticiones:
- Curl de bíceps (bíceps)/15 repeticiones.
- Patada de tríceps (tríceps)/12-15 repeticiones.

3. Comba/1 minuto.

4. Isometría abdominal/1 minuto.

5. Gomas elásticas:
- Sentadilla frontal. Colocas las gomas en tus pies y mantén la tensión. Realiza 15-20 repeticiones.
- Sentadilla caminando lateralmente: camina un paso hacia la izquierda con el pie izquierdo y luego da dos pasos más. De tal forma que des tres a la derecha y tres a la izquierda durante un minuto.

6. Comba/1 minuto.

7. Tensores:
Busca una silla o una columna y sujeta el tensor con cada mano y trabaja de frente a la pared para trabajar dorsal. Realiza 12-15 repeticiones.

Ahora ponte al contrario y trabaja el pecho. Realiza entre 12-15 repeticiones.

8. **Comba/1 minuto.**

9. **Gomas elásticas**
• Puente: Túmbate boca arriba y realiza un puente con los glúteos, coloca la goma por encima de tus rodillas en el muslo y haz subidas y bajadas a puente, contrayendo tus glúteos en la subida y manteniendo tres segundos. Realízalo 20 veces.
• Abducción sentados. Apóyate en la pared y ponte en posición de sentadilla, la espada completamente apoyada en la pared, y abre las puntas de tus pies hacia afuera, desde la tensión crea más tensión, y realiza 20 repeticiones.

Vamos a hacer un poquito el mono para terminar. Colócate en cuadrupedia con la banda en los tobillos, lanza una patada hacia arriba y hacia afuera. Debes notar que son tus glúteos los que realizan el trabajo. 25 repeticiones con cada pierna.

10. **Comba/1 minuto.**

Aquí tienes la mejor combinación, no hay excusas para que te acompañe en tu maleta, tu bolso y casi tu monedero. Una vez que la memorices formará parte de tu rutina y todo tu cuerpo te lo agradecerá.

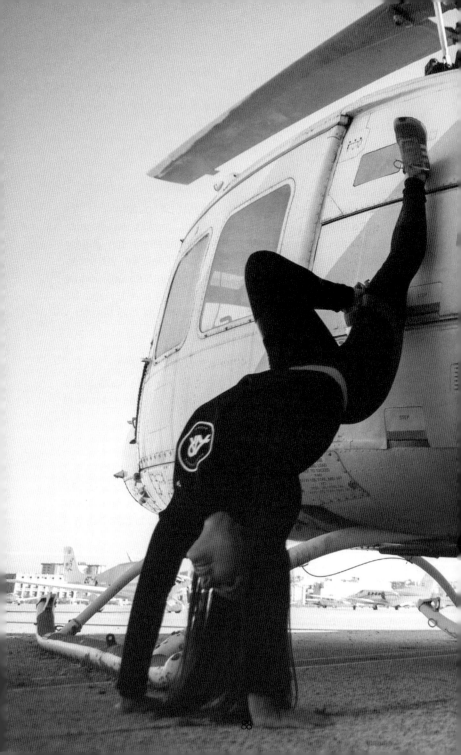

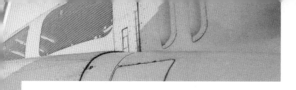

30 DÍAS NON STOP

PROGRAMACIÓN 30 DÍAS

3 niveles:

- **NIVEL 1. Duración 5 minutos.**
No tienes tiempo, pero esa no va a ser la excusa.
- **NIVEL 2. Duración 10 minutos.**
Para los que, como este libro, son de 10.
- **NIVEL 3. Duración 15 minutos.**
Para que el cambio de tu cuerpo sea más que evidente y multipliques resultados.

Lo bueno que tiene este tipo de programación por niveles es que puedes variar la duración del entrenamiento dependiendo de tu día. Puedes realizar el nivel 3 los 30 días, o el 1, 15 días y repartir, o el 2 los días que no tienes tiempo o alternarlo. Lo que no puedes es hacer menos de 5 minutos al día. Todo depende de ti.

La rutina de 5 minutos no necesita material, por lo tanto, puede realizarse en cualquier lugar y momento. Lo máximo que puedes necesitar es una colchoneta o una silla o escalón que tienes en cualquier lugar. Si quieres añadir elementos, es cosa tuya, lo que no puedes añadir son excusas. Tu trabajo será perfecto con peso corporal y una sonrisa.

Lo más importante es que «no pinches», no hay resultados si no hay constancia y si el trabajo no es diario no vamos a conseguir esa activación y despertar de tus «cachetes», esto no depende de mí, depende solo de ti.

Ponte las pilas, quiérete, mímate y cuídate.

• El Nivel 1 lo puedes realizar en cualquier lugar ya que no necesitas materiales a menos que tú quieras añadirlos como gomas, mancuernas y tobilleras que puedes adquirir en **www.personalbymartarosado.com**

• El Nivel 2 está sujeto también a tus cambios, aquí sí utilizamos gomas, mancuernas y tobilleras.

• El Nivel 3 puedes realizarlo en tu gimnasio habitual o hacer adaptaciones si solo vas a trabajar en tu casa, te daré opciones y te detallaré cómo hacer los ejercicios.

A los ejercicios les he puesto el nombre que yo he querido, no son nombres técnicos porque este libro no está escrito para profesionales, está escrito para que personas como tú, tu madre, tu tía, tu prima o amig@s, que nunca han pisado un *gym,* puedan comenzar a activar sus glúteos, y a notar un cambio en ellos sin la necesidad de saber ninguna terminología técnica ya que no soy erudita ni pretendo serlo. Una de mis frases favoritas es «solo sé que no se nada». Y aquí lo que buscamos son los resultados físicos y aparentes, no un doctorado en biomecánica. Queremos un culo 10, tocarlo, sentirlo y lucirlo. No te extrañes que la gente te pregunte: «¿Estás haciendo culo 10 verdad? Este será tu idioma durante 30 días. Deja que sea tu culo el que hable, él sabe hacerlo por ti. Ya es hora de que le dejes, ¿no crees?

Cada día va acompañado de una palabra positiva motivadora, intenta acoplarla a tu vocabulario diario.

Esta programación está diseñada para los siete tipos de glúteos, y te recuerdo que esta rutina es solo para 30 días, después debes ir a tu plan. Los ejercicios que te detallo específicos para tu tipo de glúteo son los que tienes que trabajar 2 o 3 días a la semana. Si lo que quieres es volumen tienes los consejos en ese apartado y si lo que quieres es reducir también te hablo de ello. El fin de estos 30 días es que te actives y comiences. Hay muchas personas que estamos haciendo esta rutina al igual que tú. Yo la primera porque creo en ella ciegamente.

Iremos variando la rutina, cada día será completamente diferente.

Una vez que sabes cuál es tu prototipo de culo debes añadir los ejercicios que mejor que vienen a tu rutina una vez que hayas finalizado los 30 días.

Si te estás iniciando y quieres realizar los 15 minutos diarios te aconsejo que repitas la programación del nivel 1 y la repitas 3 veces. Además, si no puedes realizar todas las repeticiones no te preocupes, lo que no puedes hacer es menos de 5 en cada ejercicio. Donde hoy haces 5 mañana haces 6, pasado 7 y así... mejorarás cada día. Es mejor que realices bien los ejercicios a que vayas «a tope» si no tienes mucha práctica o técnica en los ejercicios. Si tienes dudas sobre cómo realizarlos puedes escribirme por privado en Instagram a @personalbymartarosado e intentaré solventar tus dudas. Recuerda que menos es más, aquí no compites con nadie, tu único rival eres tú.

Te puedo asegurar que no has tenido ni tendrás en tus manos una programación tan útil, completa y efectiva como esta. Ni una guía de ejercicios así. Te digo otra frase: «Busca, compara y si encuentras algo mejor... cómpralo». Yo solo puedo darte las gracias.

Firma una hoja de compromiso contigo mism@, no puedes fallarte. Yo he creado esto para ti y te aseguro que tu culo cambiará por completo desde hoy hasta el día 30. Mi compromiso para ti está hecho, ahora te toca a ti el tuyo. «Tú, ti, te, contigo».

Día 1. Acción.

- **Sácate una foto:** primero de tu culo, después de tu sonrisa y guárdalas.
- **Materiales:** colchoneta y una silla.

NIVEL 1

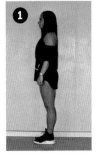 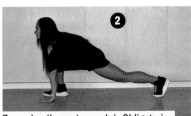 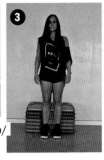

Zancadas (bymartarosado). Obligatorio: palma de la mano completa tocando el suelo/ alternas 10 con cada pierna.

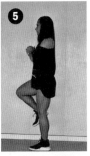 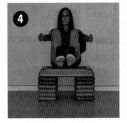

Me siento, me levanto (rodillas arriba)/20 veces.

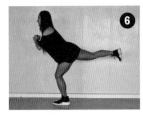 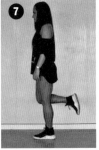 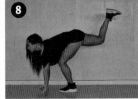

Patada de glúteo a una pierna/25 cada pierna (aprieta glúteo).

Tocamos suelo o una silla a una pierna/10 veces con cada lado.

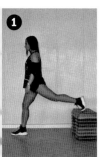
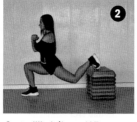
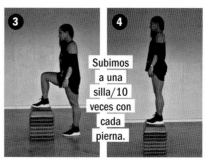

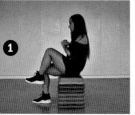

Sentadilla búlgara/15 repeticiones con cada pierna.

Subimos a una silla/10 veces con cada pierna.

NIVEL 2

Zancadas (bymartarosado). Primero una pierna y luego la otra/15 con cada una (ver nivel 1).

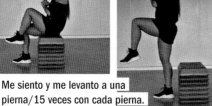
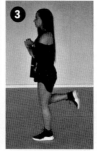
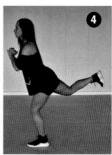

Me siento y me levanto a una pierna/15 veces con cada pierna.

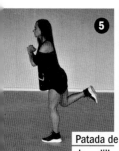
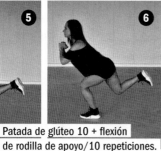
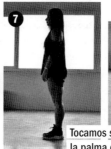
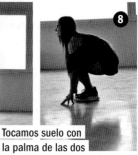

Patada de glúteo 10 + flexión de rodilla de apoyo/10 repeticiones.

Tocamos suelo con la palma de las dos manos/15 con cada una.

- Sentadilla búlgara bajando en dos tiempos y subiendo en dos/10 con cada (ver nivel 1).
- Subimos a silla en cuatro tiempos y bajada en cuatro tiempos/5 con cada pierna (ver nivel 1).

- Zancadas (bymartarosado). 10 alternas y 10 primero con una pierna y luego con la otra (ver nivel 1).
- Me siento y me levanto/10 a una pierna y 10 + con cada una (ver nivel 2).
- Patada de glúteo 20 + 10 flexiones de rodilla (ver nivel 2).
- Tocamos suelo con palma de las manos/20 veces (ver nivel 2).
- Sentadilla búlgara, bajo en cuatro tiempos y subo en cuatro/10 veces con cada pierna (ver nivel 1).
- Subidas a silla en cuatro tiempos y bajada 5 veces + 10 subidas rápidas con cada pierna (ver nivel 1).

Día 2. Energía.

- Hoy toca sudar y poner a bombear tu corazón. Cronometra.

NIVEL 1

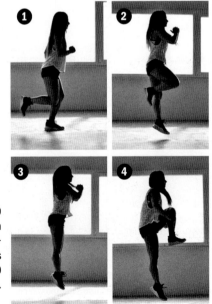

Pati coja: saltos a una pierna 30 segundos + sentadilla saltada/30 segundos.

Pati coja: 30 segundos con la otra pierna + saltos rodillas al pecho/30 segundos.

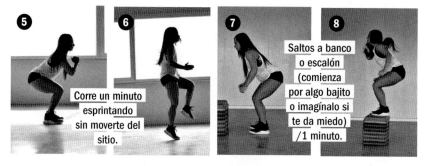

Corre un minuto esprintando sin moverte del sitio.

Saltos a banco o escalón (comienza por algo bajito o imagínalo si te da miedo) /1 minuto.

- Patada de glúteo 30 segundos con cada pierna en equilibrio (ver nivel 1).

NIVEL 2

- Repetimos lo anterior.

NIVEL 3

- Repetimos el nivel 1, 3 veces.

Día 3. Sonrisa.

- Para el nivel 1 necesitarás una colchoneta, para el nivel 2, una goma y para el nivel 3, goma y disco de 5 kg.

NIVEL 1

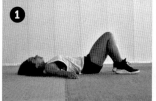 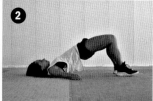

- Puente con talones apoyados en el suelo/25 repeticiones (aprieta culito arriba).

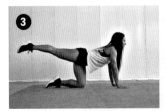
3

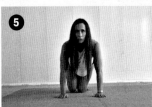
4

Patada de glúteo pierna extendida/25 repeticiones + 30 segundos de isometría, contrayendo cachete. Repite con la otra.

Perrito pipi/25 repeticiones con cada pierna.

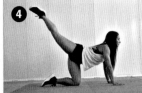
5

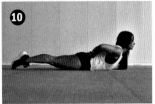
6

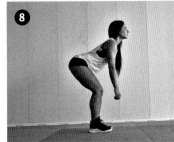
7

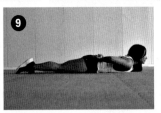
8

Peso muerto sin peso (toma de conciencia con el ejercicio). Rodillas un poquito flexionadas para localizar, aprieto en subida/25 repeticiones.

Extensiones para la baja espalda. Intentamos no levantar las piernas del suelo y que el movimiento parta del glúteo/25 repeticiones

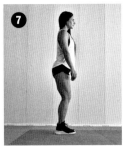
9

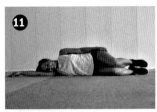
10

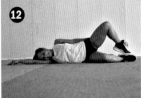
11

12

Trabajo abductores en suelo (almeja). Espada recta, rodillas flexionadas y que solo trabaje tu glúteo medio/25 repeticiones con cada pierna.

NIVEL 2

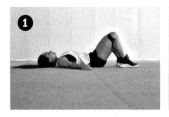 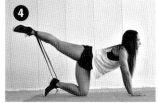

Puente con goma encima de las rodillas. Subo, abro, cierro bajo/25 repeticiones.

Patada de glúteo con goma y pierna extendida + 30 segundos de isometría. Repite.

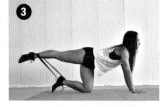

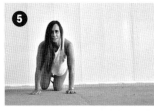 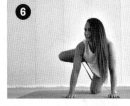

Perrito pipi con goma/25 repeticiones con cada pierna.

Peso muerto con la goma encima de las rodillas/25 repeticiones.

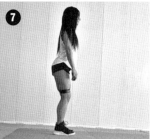 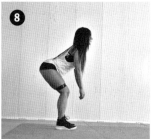

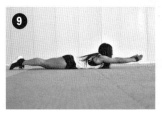 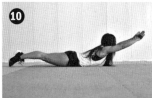

Extensiones en colchoneta sujetando la goma con las manos. El movimiento parte del glúteo/25 repeticiones.

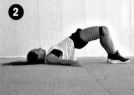

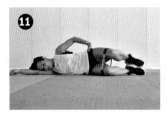
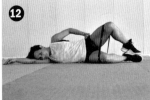

Trabajo de
aductores
con goma en
el suelo/25
repeticiones con
cada pierna

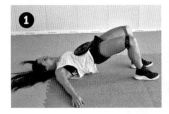
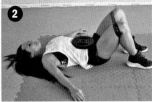

Puente con
talones apoyados
en el suelo con
goma y disco/25
repeticiones.

- Patada de glúteo con goma/50 repeticiones pequeñitas + isometría 30 segundos
y cambio de pierna (ver nivel 2).
- Perrito pipi con goma y disco/20 repeticiones con cada pierna (ver nivel 2).

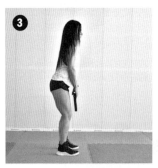
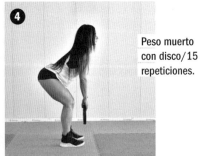

Peso muerto
con disco/15
repeticiones.

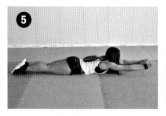

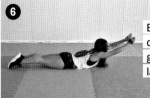

Extensiones en colchoneta, con goma y disco en la espalda.

Trabajo de aductores con disco en suelo/15 repeticiones con cada pierna.

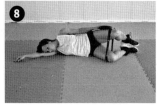

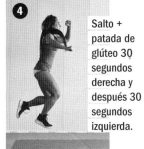

Día 4. Superación.

NIVEL 1

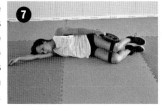

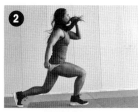

Tijeras alternas un minuto, si no puedes zancadas alternas o intercaladas.

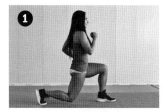

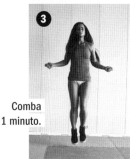

Comba 1 minuto.

Salto + patada de glúteo 30 segundos derecha y después 30 segundos izquierda.

Pataleo tumbado en suelo/1 minuto.

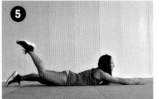

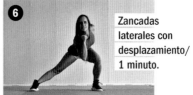

Zancadas laterales con desplazamiento/ 1 minuto.

NIVEL 2

• Repetimos nivel 1.

NIVEL 3

• Repetimos el nivel 1, 3 veces.

Día 5. Ilusión.

• Para el nivel 1 necesitarás una colchoneta y una silla, y para los niveles 2 y 3 unas gomas y un disco.

NIVEL 1

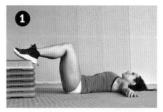

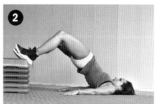

Puente con talones encima de una silla/25 repeticiones.

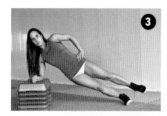 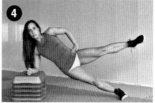

Abducción de cadera, apoyando codo en silla y realizando una isometría abdominal/25 cada lado.

Puente a una pierna, con talón en silla/20 repeticiones con cada pierna.

 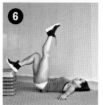 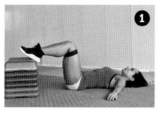

Aperturas de abductores boca arriba/100 repeticiones.

Tumbados, juntamos las plantas de los pies flex, rodillas, apretamos, elevamos y contraemos glúteos/25 repeticiones.

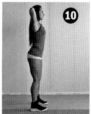 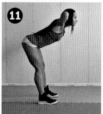

Buenos días sin peso, llevamos el peso de nuestro cuerpo al talón y localizamos/30 repeticiones.

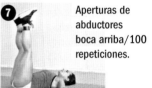 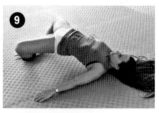

NIVEL 2

Puente con talones con gomas/25 repeticiones.

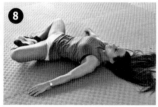 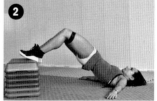

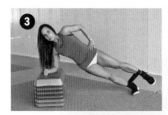

Abductores con gomas en tobillos y apoyo en silla/20 repeticiones a cada lado.

Puente con gomas a una pierna en silla/15 repeticiones con cada pierna.

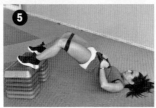 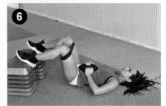

Aperturas de abductores con gomas en los tobillos boca arriba/100 repeticiones.

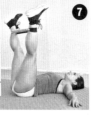

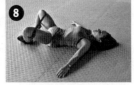 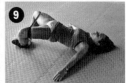

Tumbados, apoyo planta del pie con gomas y apretamos/25 repeticiones.

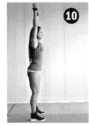

Buenos días con goma en los brazos, estiramos brazos/25 repeticiones.

NIVEL 3

Puente con talones en silla y disco/25 repeticiones (ver nivel 2).

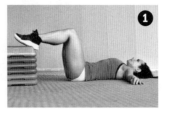

Abductores con disco con apoyo en pierna/25 repeticiones con cada pierna.

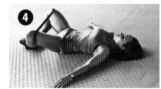

Puente a una pierna con disco/12 repeticiones con cada pierna

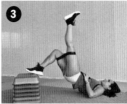

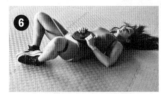

Aperturas de abductores con gomas + disco apoyado en abdomen/100 repeticiones.

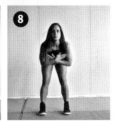

Tumbados con plantas de los pies juntas añadimos disco en abdomen/25 repeticiones.

Buenos días con el disco sujeto en el pecho/20 repeticiones

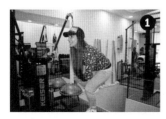

Día 6. Alegría.

- Necesitarás una silla.

NIVEL 1

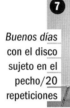

Elevaciones rodilla con velocidad, como si el suelo quemara/30 segundos cada pierna (intenta igualar repeticiones).

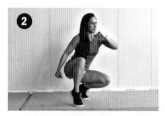

Caminar en cuclillas, baja el culito al suelo todo lo que puedas/1 minuto sin parar.

• Zancadas (bymartarosado) alternas/1 minuto entero (Día 1/ nivel 1)

Sentadillas con salto durante 10 segundos, mantenemos otros 10 segundos y así completamos el minuto.

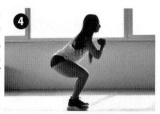

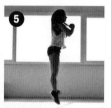

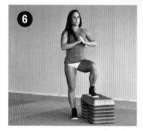

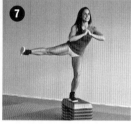

Elevaciones laterales en silla/30 segundos derecha, 30 segundos izquierda.

NIVEL 2

• Repetimos nivel 1.

NIVEL 3

• Repetimos el nivel 1 un total de 3 veces.

Día 7. Gracias.

- Para el nivel 1 necesitarás un banco o una silla, para el nivel 2, tobilleras y mancuernas de 3 a 10 kg, y para el nivel 3, *multipower* o barra peso libre, tobilleras y disco 10-15 kg.

NIVEL 1

- Zancadas (bymartarosado) atrás/15 con cada pierna y alternando derecha con izquierda (ver nivel 1/día 1).

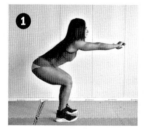

Sentadillas normales, espalda recta, cuida tus rodillas, no adelantes tu rodilla a la punta de tus pies/25 repeticiones.

- Subidas a banco a una pierna/20 con cada una.
- Círculos en cuadrupedia, pierna estirada/20 círculos hacia delante y 20 círculos atrás, y cambio de pierna.
- *Lunges* laterales alternos (bymartarosado). Tocamos el suelo con la palma de las manos completa/12 repeticiones (ver día 4/nivel1).

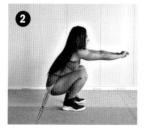

Sentadillas profundas, cuidado con tus rodillas, no deben superar la punta de tus pies/10 repeticiones

NIVEL 2

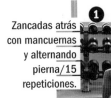

Zancadas atrás con mancuernas y alternando pierna/15 repeticiones.

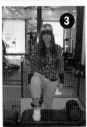

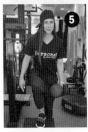

Sentadillas con mancuernas/20 repeticiones. Baja a 15 si le metes entre 8 y 10 kg de carga.

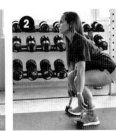

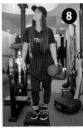

Subidas a banco solo con tobilleras, entre 10 y 15 repeticiones.

Subidas a banco solo con mancuerna, entre 10 y 15 repeticiones.

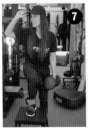

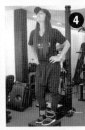

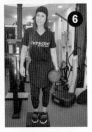

Subidas a banco con tobillera y mancuerna, entre 10 y 15 repeticiones.

- Círculos en cuadrupedia con tobilleras/15 con cada pierna.
- *Lunges* laterales alternos con tobilleras/10 repeticiones con cada pierna.
- Sentadilla profunda con mancuernas/ 8 a 10 repeticiones.

Zancadas atrás
en *multipower*
alternando pierna
15 repeticiones
(peso de 5 a 20 kg.)

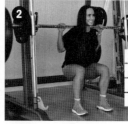

Sentadillas en
multipower/10-12
repeticiones
(peso de 5 a 20 kg).

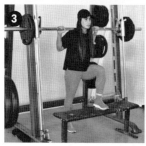

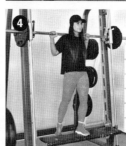

Subidas a banco
en *multipower*
(peso entre 8
y 12 kg)/10
repeticiones con
cada pierna.

- Círculos en cuadrúpeda, pierna estirada/10 círculos delante y 10 detrás (ponte dos tobilleras en cada pierna).

- *Lunges* laterales alternos con disco/10 repeticiones a cada lado, primero solo derecha y luego solo izquierda.

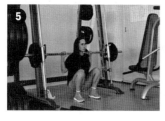

Sentadilla
profunda en
multipower/De 8
a 10 repeticiones
(peso entre 8 y
10 kg).

Día 8. Aceptar.

- Necesitarás un taburete, banco, cama, silla o escalón. Mejora tu resistencia.

NIVEL 1

- Zancadas (bymartarosado) atrás/15 con cada pierna y alternando derecha con izquierda (ver nivel 1/día 1).

Sentadilla en pared. Con la espalda en la pared mantenemos 1 minuto.

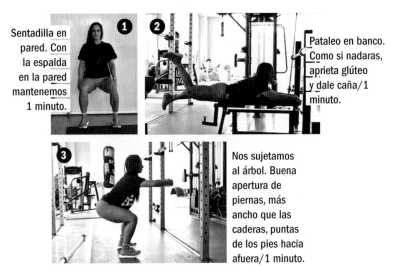

Pataleo en banco. Como si nadaras, aprieta glúteo y dale caña/1 minuto.

Nos sujetamos al árbol. Buena apertura de piernas, más ancho que las caderas, puntas de los pies hacia afuera/1 minuto.

- Corro *sprint* 5 segundos + salto de la rana arriba, rodillas al pecho/1 minuto.
- Saltos a banco o taburete/1 minuto. Cuéntalos para ver si mejoras en la siguiente.

NIVEL 2

- Repetimos nivel 1 de nuevo.

NIVEL 3

- Repetimos el nivel 1 un total de 3 veces.

Día 9. Compasión.

- Para el nivel 1 necesitarás una colchoneta, banco o silla, para el nivel 2, mancuernas de 2,5, 5 o 10 kg, y para el nivel 3, discos de 5, 10 o 15 kg + TRX + prensa.

NIVEL 1

- Zancadas (bymartarosado) atrás/15 con cada pierna y alternando derecha con izquierda (ver nivel 1/día 1).

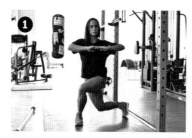

Lunge cruzado, mantén tu pecho y la rodilla que queda delante al frente, el pie de atrás en punta y todo lo lejos que puedas/15 repeticiones.

- Sentadilla (bymartarosado). Pies hacia afuera juntando talones y abajo con espalda recta/20 repeticiones (ver nivel 1/día1).
- Subida a banco a una pierna en cuatro tiempos y bajada en otros cuatro tiempos/10 repeticiones (ver nivel 1/día 1).
- Sentadilla búlgara/10 repeticiones con cada pierna (ver nivel 1/día 1).
- Sentadilla búlgara (bymartarosado)/10 repeticiones tocando el suelo con las palmas de las manos.
- Paso lateral en sentadilla/4 hacia la derecha, 4 a la izquierda, 4 veces en total iniciando el movimiento hacia un lado, ida y vuelta.

NIVEL 2

- *Lunge* cruzado con mancuernas, una en cada mano y que lleguen al suelo/10 repeticiones con cada una (ver día 9/nivel 1).
- Sentadilla (bymartarosado) y una mancuerna grande. Pies hacia afuera juntando talones y abajo con espalda recta/12 repeticiones.

- Subida a banco a una pierna con mancuernas en cuatro tiempos y bajada en otros cuatro tiempos/10 repeticiones.
- Sentadilla búlgara con mancuernas/10 repeticiones con cada pierna.
- Sentadilla búlgara (bymartarosado) con mancuernas, toco el suelo y cojo de lado/8 y 10 repeticiones.
- Paso lateral en sentadilla con una mancuerna/ 4 -4. 4 veces en total iniciando el movimiento hacia un lado, ida y vuelta.

NIVEL 3

- *Lunge* cruzado con disco, uno en cada mano y que lleguen al suelo/10 repeticiones con cada una.

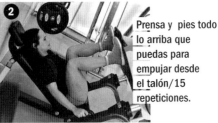

Prensa y pies todo lo arriba que puedas para empujar desde el talón/15 repeticiones.

- Subida a banco a una pierna con disco al pecho 10-15 kg en 4 -4 tiempos/8 repeticiones.

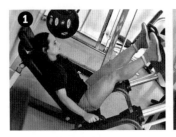

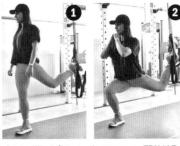

Sentadilla búlgara, pie apoyo en TRX/15 repeticiones con cada pierna.

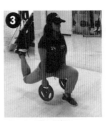

Sentadilla búlgara, TRX y discos. Peso entre 5-10 kg cada lado. Toco el suelo con el disco /8 y 10 repeticiones.

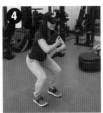

Paso lateral en sentadilla con disco sujeto en brazos/4 -4. 4 veces en total iniciando el movimiento hacia un lado, ida y vuelta.

Día 10. Tolerancia.

- Llevas 10 días «dándolo todo». Es el momento de sacarte otra foto, primero de tu culo, luego de tu sonrisa, ¿recuerdas?, ¿aprecias algún cambio?

TABATA: Para los que no sabéis qué es vamos a contabilizar 4 minutos de reloj, los dividiremos en 20 segundos y 10 segundos: lo normal es hacer 10 segundos de descanso, aunque conmigo no existe ese descanso, tendrás tiempo de descansar en otro momento. Hoy no tienes un número de repeticiones, pero por favor esfuérzate y llega a tu máximo. Sé que es duro, aunque también sé que puedes. Amplía tus límites.

NIVEL 1

TABATA:

- El primer minuto lo vas a hacer saltando a la comba (no hace falta que la tengas física, imagínatela).
- Ejercicio para los 20 segundos. Patada de glúteo a 1 pierna en equilibrio (alterna cada 20 segundos).
- Ejercicio para los 10 segundos. Zancadas alternas (bymartarosado).

NIVEL 2

TABATA:

- Ejercicio para los 20 segundos. Zancadas laterales. Dedícale los 20 segundos solo a una pierna y los siguientes a la otra.
- Ejercicio para los 10 segundos. Pati coja solo a una pierna, hasta el siguiente cambio.
- Corre 1 minuto para soltar piernas.

NIVEL 3

TABATA:

- Ejercicio para los 20 segundos. Toco suelo a una pierna. Cambio de pierna en los siguientes 20.
- Ejercicio para los 10 segundos. Peso muerto apretando y localizando bien los glúteos (con 5 kilos es suficiente).
- Tijeras alternas/1 minuto.

111

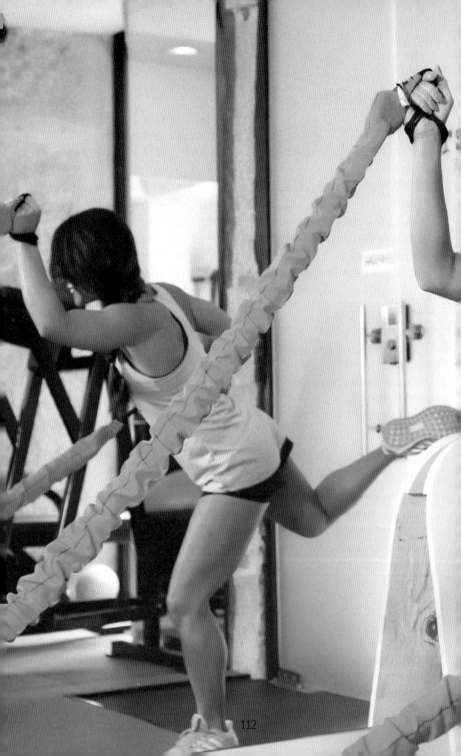

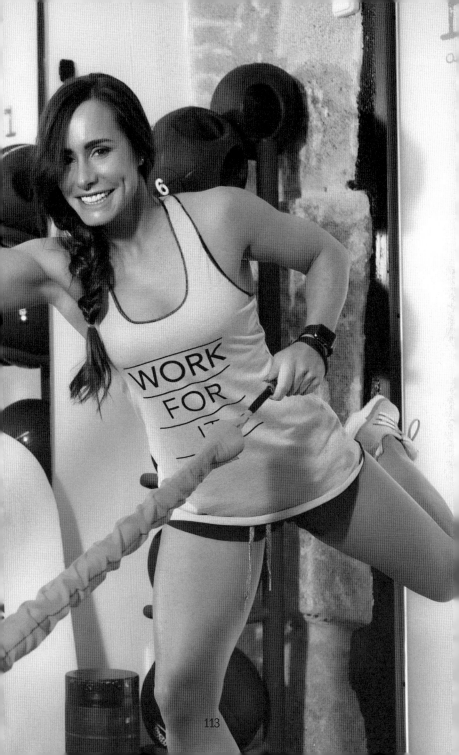

Día 11. Cosquillas.

• Para el nivel 1 necesitarás una silla, para el nivel 2, una silla, gomas y mancuernas de 3 a 10 kg, y para el nivel 3, disco grande de 10 a 20 kg, *multipower*, barra + discos.

NIVEL 1

• Subida a silla a una pierna + patada de glúteo arriba/15 con cada una.

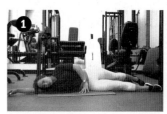
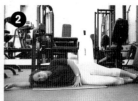

Tumbados lateralmente cruzamos la pierna delante y detrás tocando con la punta en el suelo. Pierna recta/20 cada vez.

• Zancada atrás + subida a banco con rodilla arriba/12 con cada pierna.

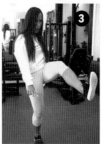
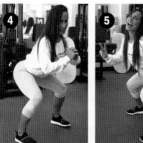
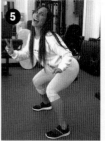

Patada frontal con talón + sentadilla, vamos alternando la pierna/10 con cada una.

Sentadillas con salto cambiando de lado, diagonal derecha e izquierda/15 saltos alternos.

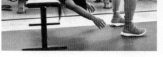
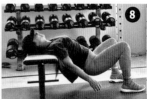

Hip Thrust, lo realizamos sin peso y localizando el glúteo. La silla apóyala en la pared para que no se mueva/20 repeticiones

- Subida a la silla con mancuernas a una pierna + patada de glúteo arriba/10 con cada una (ver nivel anterior).

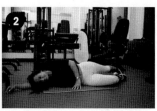

Tumbados lateralmente cruzamos con goma; la pierna delante y detrás tocando con la punta en el suelo/20 cada vez.

- Zancada atrás + subida a banco con rodilla arriba y mancuernas/10 con cada pierna (ver nivel anterior).
- Patada frontal mancuernas; con talón + sentadilla, vamos alternando la pierna/10 con cada una (ver nivel anterior).
- Sentadillas con gomas y salto cambiando de lado, diagonal derecha e izquierda/15 saltos alternos.

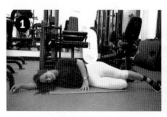

Hip Thrust, con gomas y mancuerna grande al pecho. La silla apóyala a la pared para que no se mueva/20 repeticiones.

NIVEL 3

- Subida a silla con disco grande a una pierna + patada de glúteo arriba y zancada abajo/6-8 repeticiones con cada una (ver nivel anterior).
- Tumbados lateralmente cruzamos con goma; la pierna delante y detrás tocando con la punta en el suelo/20 con cada pierna (ver nivel anterior).

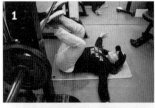 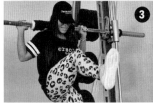

Empujes a una pierna en *multipower*/ Entre 10 y 15 repeticiones con cada pierna.

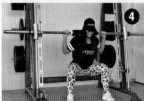 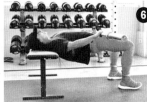

Patada frontal + sentadilla en *multipower,* alternando la pierna/10 con cada una.

- Sentadillas con gomas y salto cambiando de lado con gomas y disco al pecho/10 saltos alternos.

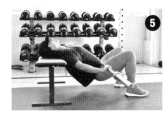 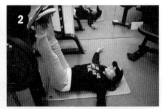

Hip Thrust, barra y peso/20 repeticiones.

Día 12. Querer.

NIVEL 1

- Pataleo en suelo/1 minuto.
- Extensión lumbar apretando glúteo/1 minuto.
- Alterno 5 segundos pataleo + 5 segundos extensión lumbar, combinado/1 minuto en total.
- Zancada + salto de rodilla/30 segundos derecha y 30 segundos izquierda.

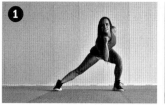

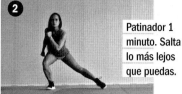

Patinador 1 minuto. Salta lo más lejos que puedas.

NIVEL 2

- Repetimos nivel 1.

NIVEL 3

- Repetimos nivel 1.

Día 13. Vamos.

- Para el nivel 1 hazlo en calcetines o con unos paños en el suelo, para el nivel 2, calcetines + tobilleras, y para el nivel 3, un disco de 5-10 kg. Dedicamos todo el entrenamiento a zancadas deslizando por el suelo.

NIVEL 1

Zancada atrás. Pata de palo: la pierna que va atrás completamente recta/20 repeticiones y luego cambio.

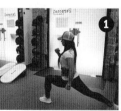

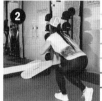

Zancada enanito arrastrando pierna. Manteniendo las dos rodillas flex y la espalda recta, recojo y estiro sin subir/20 cada vez.

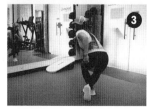

Zancada cruzada enanito, mantenemos flexionadas las dos rodillas, recojo y estiro la pierna de atrás/20 repeticiones.

- Zancadas laterales sin parada alternando derecha e izquierda/20 repeticiones.
- Zancadas laterales tocando suelo, alternando derecha e izquierda/20 repeticiones.

NIVEL 2

- Repito nivel 1 con tobilleras de 2-4 kg.

NIVEL 3

- Repitdo nivel 1 con disco de 5 kg abrazado y pegado al pecho. Puedes sumarle también las tobilleras.

Día 14. Puedo.

- Para el nivel 1 necesitarás un banco o una silla, para el nivel 2, un banco y mancuernas, y para el nivel 3, un banco y barra olímpica.

A estas alturas ya tienes los ejercicios básicos super controlados, con lo cual vamos a ir a repetición. Puedes anotar el número de ejercicios que haces en 1 minuto, a ver cuántos haces y lo poco que te cuesta un poquito más adelante.

NIVEL 1

- Sentadilla profunda/1 minuto.
- Zancadas alternas (bymartarosado)/1 minuto (ver día 1, nivel 1).
- Subidas a banco a una pierna/30 segundos con cada pierna (día 1, nivel 1).
- Saltos a banco/1 minuto.
- Sentadilla búlgara (bymartarosado) tocando suelo/30 segundos con cada pierna.

NIVEL 2

- Sentadilla con mancuernas a cada lado, cojo y dejo/1 minuto.
- Zancadas alternas con mancuernas/1 minuto.
- Subidas a banco a una pierna con mancuernas/30 segundos con cada pierna.
- Saltos a banco/1 minuto (intenta subir de altura, si no puedes mantén).
- Sentadilla búlgara cogiendo las mancuernas a un extremo para tocar el suelo/30 segundos con cada pierna.

Sentadilla normal o profunda con barra/1 minuto.

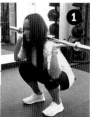

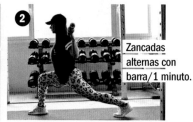

Zancadas alternas con barra/1 minuto.

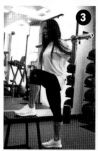

Subidas a banco a una pierna con barra/30 segundos con cada pierna.

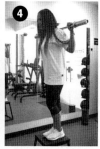

- Saltos a banco/1 minuto (sube de altura o mantén).

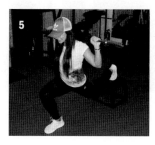

Sentadilla búlgara con barra/30 segundos con cada pierna.

Día 15. Posible.

- Para el nivel 1 necesitarás una pared y una silla, para el nivel 2, la pared, una silla y mancuernas, y para el nivel 3, *fitball* y un disco de 20 kg.

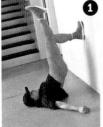 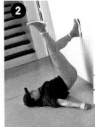

Puente en la pared a una pierna/25 repeticiones con cada pierna. Eleva bien arriba.

- Sentadilla búlgara, flexiono + salto/20 repeticiones con cada pierna.

 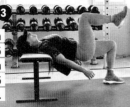 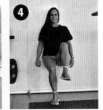

Hip Thrust a una pierna/15 repeticiones con la pierna derecha y 15 con la izquierda.

Apoyo en pared + patada atrás manteniendo en punta de pie la pierna que sujeta/20 con cada pierna.

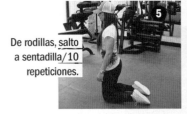 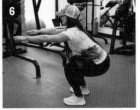

De rodillas, salto a sentadilla/10 repeticiones.

NIVEL 2

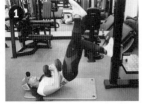

Puente en la pared a una pierna con mancuernas en abdomen/20 repeticiones con cada pierna. Eleva bien arriba.

- Sentadilla búlgara con mancuernas/15 repeticiones con cada pierna.
- *Hip Thrust* a una pierna con mancuernas/10 repeticiones con la pierna derecha y 15 con la izquierda.
- Apoyo en pared con mancuerna en pierna y patada atrás/15 con cada pierna (ver nivel anterior).
- De rodillas, salto a sentadilla/10 repeticiones.

NIVEL 3

- Puente con *fitball*/100 repeticiones (ver nivel anterior).
- *Lunge* a una pierna tocando suelo (bymartarosado)/50 con cada pierna (ver día 1, nivel 1).

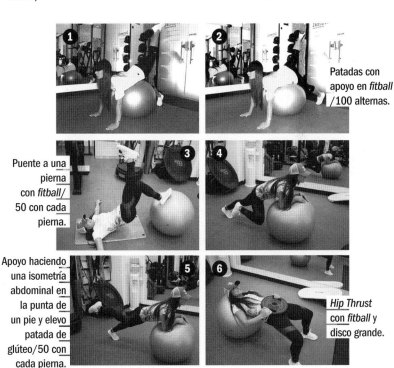

Patadas con apoyo en *fitball*/100 alternas.

Puente a una pierna con *fitball*/50 con cada pierna.

Apoyo haciendo una isometría abdominal en la punta de un pie y elevo patada de glúteo/50 con cada pierna.

Hip Thrust con *fitball* y disco grande.

Día 16. Feliz.

- Todo en cuadrupedia, para el nivel 2 y 3 utilizamos tobilleras con peso.

NIVEL 1

- Patada de glúteo con talón al pecho/20 repeticiones.
- Perrito pipi /20 repeticiones.
- Perrito pipi estirando y flexionando/20 repeticiones.
- Lanzo pierna recta lateral/20 repeticiones.
- Lanzo pierna arriba todo lo alto que puedas/20 repeticiones.

NIVEL 2

- Repite nivel 1 con unas tobilleras con poco peso.

NIVEL 3

- Repite nivel 1 y 2 e incorpora una tobillera con peso.

Día 17. Oportunidad.

- Para los niveles 2 y 3 necesitarás tobilleras.

NIVEL 1

- Zancadas (bymartarosado) alternas/1 minuto.
- De rodillas, salto a sentadilla/30 segundos. Siguientes 30 sentadillas profundas.
- Patinador llevando el peso bien atrás/1 minuto.
- Patada de glúteo a una pierna + salto/30 segundos. Y los otros 30 con la otra pierna.
- Patada con talón al frente + sentadilla/1 minuto alternando derecha con izquierda.

NIVEL 2

- Zancadas (bymartarosado) con tobilleras, alternas/1 minuto.
- De rodillas, salto a sentadilla/30 segundos. Siguientes 30 sentadillas profundas.
- Patinador con tobilleras y trabajo lento llevando el peso bien atrás/1 minuto.
- Patada de glúteo a una pierna + salto con tobillera/30 segundos. Y los otros 30 con la otra pierna.
- Patada con talón al frente + sentadilla con tobilleras/1 minuto alternando derecha con izquierda.

NIVEL 3

- Zancadas (bymartarosado) con tobilleras, alternas/1 minuto.
- De rodillas salto a sentadilla/1 minuto.
- Patinador con tobilleras y trabajo lento llevando el peso bien atrás/1 minuto.
- Patada de glúteo a una pierna + salto con tobillera/30 segundos. Y los otros 30 con la otra pierna.
- Patada con talón al frente + sentadilla con tobilleras/1 minuto alternando derecha con izquierda.

Día 18. Sorpresa.

- Para el nivel 1 necesitarás una silla y una pared, para el nivel 2, una silla, la pared, gomas y mancuernas, y para el nivel 3, un disco.

NIVEL 1

- Nos colocamos lateral a la silla y elevamos pierna arriba lanzándola recta/20 repeticiones con cada una.
- Arriba de la silla bajamos como si fuéramos a tocar el suelo sin tocarlo en 2 tiempos subo y en 2 bajo/20 con cada una.
- Sentadilla a una pierna en silla/20 repeticiones con cada una.
- Puente en la pared a una pierna/20 repeticiones con cada una.
- De rodillas, salto a sentadilla/10 repeticiones.
- *Hip Thrust*/25 repeticiones.

NIVEL 2

- Nos colocamos lateral a la silla y elevamos con gomas/15 repeticiones con cada una.
- Arriba de la silla bajamos una pierna y con mancuernas. Bajo en 2 tiempos, subo y en 2 bajo/12 con cada pierna.
- Sentadilla a una pierna con mancuernas en silla/20 repeticiones con cada una.
- Puente en la pared a una pierna con gomas y mancuernas/15 repeticiones con cada una.
- De rodillas, salto a sentadilla/10 repeticiones.
- *Hip Thrust* 25 con gomas y mancuernas/ 20 repeticiones.

NIVEL 3

- Nos colocamos lateral a la silla y elevamos con disco/15 repeticiones con cada una.
- Arriba de la silla bajamos 1 pierna y con disco. Bajo en 2 tiempo subo y 2 bajo/10 con cada.
- Sentadilla a una pierna con disco/15 repeticiones con cada una.
- Puente en la pared a una pierna con gomas y disco/15 repeticiones con cada una.
- De rodillas salto a sentadilla/10 repeticiones.
- *Hip Thrust* 25 con gomas y disco/20 repeticiones.

Día 19. Esperanza.

- Patadas de glúteo de pie con apoyo en pared o equilibrio. Para los niveles nivel 2 y 3 necesitarás tobilleras con peso de 3 o 4 kg en cada pierna.

NIVEL 1

- Círculos laterales grandes hacia fuera/20 repeticiones
- Círculos laterales grandes hacia dentro/20 repeticiones.
- Rodilla al pecho y estiro patada/20 repeticiones.
- Cruzo al lado contrario/20 repeticiones.
- Talones al techo/20 repeticiones.
- Cruzo pierna al frente y cruzo atrás/2 repeticiones.

NIVEL 2

- Círculos laterales grandes hacia fuera/20 repeticiones
- Círculos laterales grandes hacia dentro/20 repeticiones.
- Rodilla al pecho y estiro patada/20 repeticiones.
- Cruzo al lado contrario/20 repeticiones.
- Talones al techo/20 repeticiones.
- Cruzo pierna al frente y cruzo atrás/2 repeticiones

NIVEL 3

- Círculos laterales grandes hacia fuera/20 repeticiones
- Círculos laterales grandes hacia dentro/20 repeticiones.
- Rodilla al pecho y estiro patada/20 repeticiones.
- Cruzo al lado contrario/20 repeticiones.
- Talones al techo/20 repeticiones.
- Cruzo pierna al frente y cruzo atrás/2 repeticiones

Día 20. Desarrollo.

- Eres tu mejor *paparazzi,* hoy te toca fotito de nuevo. Recuerda, primero tu culo y luego tu sonrisa.

TABATA: Te recuerdo que no hacemos descansos. 20 segundos de un ejercicio y 10 segundos de otro ejercicio. No existen las paradas. Necesitamos una pared.

NIVEL 1

- Puente en la pared a una pierna/20 segundos, cada 20 con una pierna.
- Isometría puente apoyando los dos pies en la pared/10 segundos.
- *Sprint* un minuto.

NIVEL 2

- *Lunge* cruzado + rodilla al pecho/20 segundos, cada 20 con una pierna.
- Mantengo el *lunge* abajo en isométrico/10 segundos.
- Esprinta un minuto.

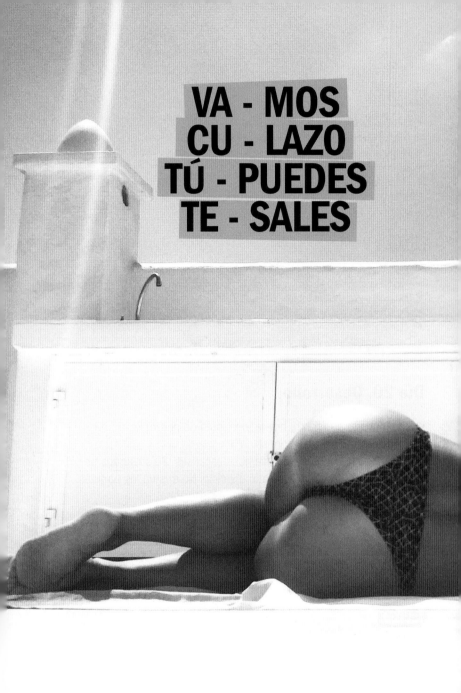

VA - MOS
CU - LAZO
TÚ - PUEDES
TE - SALES

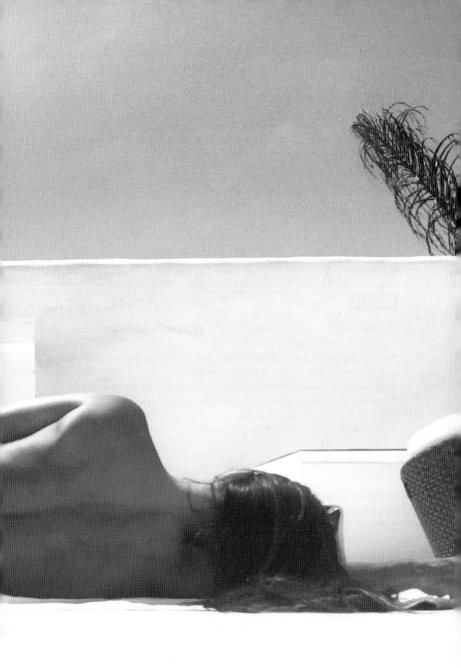

NIVEL 3

- Mantenemos en pared sentadilla a 1 pierna/20 segundos.
- Nos giramos mirando a la pared, realizamos una sentadilla y saltamos como si chocáramos los cinco con la pared/10 segundos.
- *Sprint*/1 minuto.

Día 21. Sí.

- Para el nivel 1 solo necesitarás una silla, para el nivel 2, silla y mancuernas, y para el nivel 3, banco, disco 10-20 kg y *multipower*.

NIVEL 1

- *Lunge* cruzado + rodilla al pecho en la silla/15 repeticiones con cada pierna.
- De rodillas salto a sentadilla y salto a silla/5 repeticiones.
- Arriba de la silla bajamos como si fuéramos a tocar el suelo sin tocarlo, en dos tiempos subo y 2 bajo/20 con cada pierna.
- Sentadilla búlgara (bymartarosado) + triple salto arriba/ 15 con cada una.
- Nos colocamos lateral con la rodilla flexionada en la silla y lanzamos la pierna recta arriba/20 repeticiones con cada pierna
- Sentadillas a una pierna/20 con cada pierna.

NIVEL 2

- *Lunge* cruzado + rodilla al pecho en la silla y con mancuernas/10 repeticiones con cada pierna
- De rodillas salto a sentadilla y salto a silla/5 repeticiones.
- Arriba de la silla bajamos con mancuernas como si fuéramos a tocar el suelo sin tocar, en cuatro tiempos subo y en cuatro bajo/10 con cada pierna.
- Sentadilla búlgara con mancuernas y triple salto arriba/10 repeticiones con cada una.
- Nos colocamos lateral con la rodilla flexionada en la silla y lanzamos la pierna recta arriba/20 repeticiones con cada pierna.

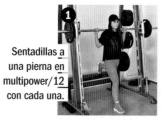

Sentadillas a una pierna en multipower/12 con cada una.

- *Lunge* cruzado + rodilla al pecho banco y con disco al pecho/10 repeticiones con cada pierna.
- De rodillas salto a sentadilla y salto a silla/5 repeticiones.

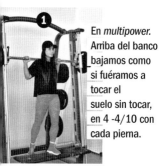

En *multipower*. Arriba del banco bajamos como si fuéramos a tocar el suelo sin tocar, en 4 -4/10 con cada pierna.

- Sentadilla búlgara en *multipower*/10 repeticiones con cada una.

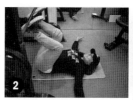

Nos tumbamos en la colchoneta y empujamos la barra de la multipower estirando rodillas/20 repeticiones con cada pierna.

- Sentadillas a una pierna en *multipower*/12 con cada una.

Día 22. Sentir.

• Esta secuencia ya la hemos repetido en el día 14, espero que la anotaras para ver cómo vas avanzando, lo poco que te cuesta y lo poco que te queda para llegar al final. Para el nivel 2 necesitarás mancuernas y para el nivel 3, barra y discos.

NIVEL 1

- Sentadilla profunda/1 minuto.
- Zancadas alternas (bymartarosado)/1 minuto.
- Subidas a banco a una pierna/30 segundos con cada pierna.
- Saltos a banco/1 minuto.
- Sentadilla búlgara (bymartarosado) tocando suelo/30 segundos con cada pierna.

NIVEL 2

- Sentadilla con mancuernas a cada lado, cojo y dejo/1 minuto.
- Zancadas alternas con mancuernas/1 minuto.
- Subidas a banco a una pierna con mancuernas/30 segundos con cada pierna.
- Saltos a banco/1 minuto (intenta subir de altura, si no puedes mantén).
- Sentadilla búlgara cogiendo las mancuernas a un extremo para tocar el suelo/30 segundos con cada pierna.

NIVEL 3

- Sentadilla normal o profunda con barra/1 minuto.
- Zancadas alternas con barra/1 minuto.
- Subidas a banco a una pierna con barra/30 segundos con cada pierna.
- Saltos a banco/1 minuto (sube de altura o mantén).
- Sentadilla búlgara con barra/30 segundos con cada pierna.

Día 23. Sensaciones.

- Para el nivel 1 todo el trabajo lleva adicionalmente trabajo abdominal. Si no puedes con apoyo en manos utiliza apoyo en antebrazos. Para los niveles 2 y 3 necesitarás tobilleras.

NIVEL 1

- Apoyamos las dos manos en el suelo y elevamos las piernas alternas arriba/20 repeticiones.
- Desde la isometría abdominal y manos apoyadas en el suelo elevamos rodilla al frente y patada atrás/20 repeticiones.
- Isometría y talón al techo/20 repeticiones.
- Apoyo en mano y colocación lateral llevamos rodilla al codo/15 con cada lado.
- Isometría y lanzamos la pierna recta al lado/15 con cada pierna.
- Apoyo en mano y colocación lateral, brazo y pierna recta y tocamos mano con punta del pie/12 a cada lado.

NIVEL 2

- Repetimos el nivel 1/2 veces con tobilleras.

NIVEL 3

- Repetimos el nivel 1/3 veces con tobilleras.

Día 24. Respeto.

- Para el nivel 1 todo el trabajo lleva adicionalmente trabajo abdominal. Si no puedes con apoyo en manos utiliza apoyo en antebrazos. Para los niveles 2 y 3 necesitarás tobilleras.

NIVEL 1

- Zancadas (bymartarosado)/20 con cada pierna.
- Sentadillas en banco con pierna cruzada encima de la otra/15 repeticiones con cada pierna.
- De rodillas salto a sentadilla, + salto a banco/8 repeticiones.
- Sentadillas diagonales alternando derecha e izquierda/20 repeticiones.
- Sentadillas pies hacia afuera, pies al frente sin elevar y cambiar de plano/20 repeticiones.
- Salto de la rana, rodillas al pecho/15 repeticiones

NIVEL 2

- Zancadas (bymartarosado) mancuernas al suelo/15 con cada pierna.
- Sentadillas con mancuernas con pierna cruzada encima de la otra/15 con cada pierna.
- De rodillas salto a sentadilla + salto a banco/10 repeticiones.
- Sentadillas diagonales con tobilleras alternando salto derecha e izquierda/20 repeticiones.
- Sentadillas con gomas pies hacia afuera, pies al frente sin elevar y cambiar de plano/20 repeticiones.
- Salto de la rana, con gomas rodillas al pecho/15 repeticiones.

NIVEL 3

- Zancadas en multipower/20 con cada pierna. Primero una y luego la otra. Rodilla al pecho.
- Sentadillas multipower, en banco con pierna cruzada encima de la otra/15 con cada pierna.
- De rodillas salto a sentadilla, + salto a banco/12 repeticiones.
- Sentadillas laterales en multipower primero derecha y luego izquierda/15 repeticiones a cada lado.
- Sentadillas pies hacia afuera con gomas y saltos, pies al frente sin elevar y cambiar de plano/15 repeticiones.
- Salto de la rana, rodillas al pecho con tobilleras y disco/15 repeticiones.

Día 25. Hacer.

- Todos los ejercicios parten de la cuadrupedia. Para los niveles 2 y 3 necesitarás unas tobilleras. Solo indico con una pierna, aunque siento decirte que tienes dos.

NIVEL 1

- De pie perrito pipi círculos adelante/20 repeticiones.
- De pie perrito pipi círculos atrás/20 repeticiones.
- Estiro pierna atrás y recojo flexionando la rodilla lateral/20 repeticiones.
- Con las manos en el suelo giramos el tronco lateralmente apoyamos mano en el suelo y elevamos la pierna de arriba/20 repeticiones.
- Desde la isometría abdominal y manos apoyadas en el suelo elevamos rodilla al frente y patada atrás/20 repeticiones.
- Desde la isometría abdominal alternamos patada atrás con pierna recta/20 repeticiones en total.

NIVEL 2

- Repetimos nivel 1 con o sin peso.

NIVEL 3

- Repetimos niveles 1 y 2 con tobilleras.

Día 26. Soy.

- Para el nivel 2 necesitarás gomas, y para el nivel 3, gomas, disco, *fitball*, gomas, prensa y TRX.

NIVEL 1

- Sentadilla con salto y desplazamiento adelante. Sentadilla con salto y desplazamiento atrás. Seguidas 20 repeticiones
- Desde la isometría abdominal y manos apoyadas en el suelo elevamos rodilla al frente y patada atrás/20 repeticiones
- Sentadillas pies hacia afuera, pies al frente sin elevar y cambiar de plano/20 repeticiones.
- Sentadilla con salto juntando arriba las plantas de los pies/15 repeticiones.
- Tijera con subida en patada al frente/15 repeticiones con cada pierna.

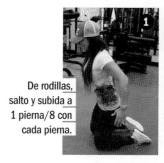 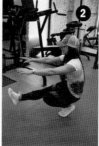

De rodillas, salto y subida a 1 pierna/8 con cada pierna.

NIVEL 2

- Sentadilla con gomas, salto y desplazamiento adelante. Sentadilla con salto y desplazamiento atrás. Seguidas 20 repeticiones
- Desde la isometría abdominal con gomas y manos apoyadas en el suelo elevamos rodilla al frente y patada atrás/20 repeticiones.
- Sentadillas pies con gomas y hacia afuera, pies al frente sin elevar y cambiar de plano/20 repeticiones.
- Sentadilla con gomas y salto abriendo arriba las piernas/15 repeticiones
- Tijera con subida en patada al frente/20 repeticiones con cada pierna.
- De rodillas, subida a una pierna/10 con cada pierna.

- Sentadilla gomas y disco con salto y desplazamiento adelante. Sentadilla con salto y desplazamiento atrás. Seguidas 15 repeticiones.
- Desde la isometría abdominal con gomas y manos apoyadas elevamos rodilla al frente y patada atrás/20 repeticiones.

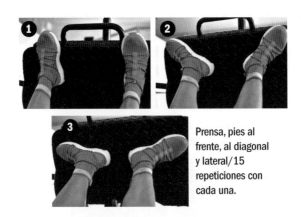

Prensa, pies al frente, al diagonal y lateral/15 repeticiones con cada una.

- Sentadilla con tobilleras salto abriendo piernas arriba/20 repeticiones.

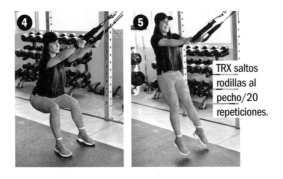

TRX saltos rodillas al pecho/20 repeticiones.

- De rodillas, subida a 1 pierna/12 con cada pierna.

Día 27. Unic@.

- Para los niveles 2 y 3 necesitarás unas tobilleras.

NIVEL 1

- Arriba de la silla bajamos como si fuéramos a tocar el suelo sin tocarlo, en cuatro tiempos subo y en cuatro bajo/30 segundo cada pierna.
- Sentadilla sumo/1 minuto.
- De rodillas salto a sentadilla + salto de rana/10 repeticiones.
- Patada de glúteo a una pierna/30 segundos con cada una.
- *Hip Thrust* isometría/1 minuto.
- Sentadilla con salto/1 minuto.

NIVEL 2

- Repito el nivel 1 dos veces con tobilleras.

NIVEL 3

- Repito el nivel 1, 3 veces con tobilleras.

Día 28. Esfuerzo.

- Para el nivel 1 necesitarás un banco, para el nivel 2, un banco y mancuernas, y para el nivel 3, banco, *multipower*, polea baja, máquina glúteos y máquina abductores.

NIVEL 1

- Sentadilla profunda/25 repeticiones.
- Caminamos cuclillas 4 pasos delante y 4 atrás/10 veces.
- Camino mono 4 pasos delante y 4 detrás/10 veces.
- Sentadilla a una pierna/15 veces con cada pierna.
- Sentadilla búlgara (bymartarosado)/15 con cada pierna.
- Zancadas (bymartarosado)/20 repeticiones con cada pierna.

NIVEL 2

- Sentadilla profunda con mancuernas/20 repeticiones.
- Caminamos cuclillas sujetando mancuernas 4 pasos delante y 4 solo atrás/8 veces.
- Camino mono 4 pasos delante y 4 detrás/10 veces.
- Sentadilla con mancuernas a una pierna/10 veces con cada pierna.
- Sentadilla búlgara con mancuernas (bymartarosado)/15 con cada pierna.
- Subidas a banco a una pierna y bajada con zancadas (bymartarosado)/10 repeticiones con cada pierna.

NIVEL 3

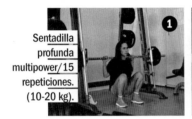

Sentadilla profunda multipower/15 repeticiones. (10-20 kg).

Patada de glúteo en multipower/ 20 con cada pierna (5-10 kg).

- Elevación atrás con poleas/15 con cada pierna (3-4 placas).

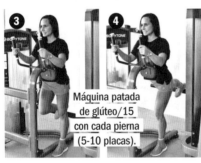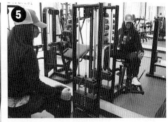

Máquina patada de glúteo/15 con cada pierna (5-10 placas).

Máquina de abductores/4 o 5 placas entre 25 y 50 repeticiones.

- *Buenos días* con poleas sujeción manos/15 repeticiones (5-6 placas).

Día 29. Superación

- Para el nivel 1 necesitarás un banco, para el nivel 2, un banco y tobilleras, y para el nivel 3, TRX, tobilleras, una polea baja, un banco, disco y barra.

NIVEL 1

- Saltos a banco a 1 pierna/10 con cada una.
- *Hip Thrust* a una pierna/20 con cada una.
- Desde la isometría abdominal y manos apoyadas en el suelo elevamos rodilla al frente y patada atrás/20 repeticiones.
- Desde la isometría abdominal adelanto una pierna en zancada y me pongo de pie, luego cambio a la otra bajando isometría/15 con cada pierna.
- Mantengo sentadilla en la pared/1 minuto elevando cada vez una rodilla arriba.
- Desde arriba de la silla cada vez bajo una pierna y el pie toca el suelo/20 repeticiones con cada pierna.

NIVEL 2

- Saltos a banco a 1 pierna con tobilleras/5 repeticiones.
- *Hip Thrust* a una pierna con tobilleras/15 con cada una.
- Desde la isometría abdominal con tobillera patada atrás/15 repeticiones.
- Desde la isometría ABS y tobilleras, llevo una pierna en zancada y me pongo de pie, luego cambio a la otra bajando/10 repeticiones.
- Mantengo sentadilla con tobilleras en la pared/1 minuto elevando cada vez una rodilla arriba.
- Desde arriba de la silla con tobilleras cada vez bajo una pierna y el pie toca el suelo/15 repeticiones con cada pierna.

NIVEL 3

- Saltos a una pierna con TRX y disco/15 con cada pierna.
- Puente con apoyo de talón en TRX a una pierna con tobilleras (15 con cada una).
- Subidas a banco con polea baja a una pierna/15 veces (6 y 8 placas).
- Elevaciones laterales con polea baja/15 con cada pierna (4-8 placas).
- Patadas en banco con polea baja/20 con cada pierna (5-8 placas).
- *Hip Thrust* con barra/20 repeticiones.

Día 30. Recompensa.

• ¡¡¡Enhorabuena!!! Esta es la foto que nos marca un antes y un después. Cuando termines tu último entrenamiento recuerda sacarte una foto de tu culo y después de tu sonrisa de oreja a oreja. No olvides compartir en redes el antes y etiquétame porque me va a hacer mucha ilusión ver tu cambio.

Terminamos con un tabata. Para el nivel 3 necesitamos banco o silla y unas tobilleras.

NIVEL 1

• Elevaciones laterales pierna recta y en flex la que está en el suelo/20 segundos.
• Patinador alternando derecha e izquierda/10 segundos.
• Tijeras/1 minuto.

NIVEL 2

• De pie perrito pipi círculos hacia atrás/20 segundos.
• Zancada con la misma pierna con rebotes abajo/10 segundos.
• Tijeras/1 minuto.

NIVEL 3

• Subidas a banco con tobilleras/20 segundos.
• Saltos sentadilla *up* con tobilleras.
• Tijeras/1 minuto con tobilleras.

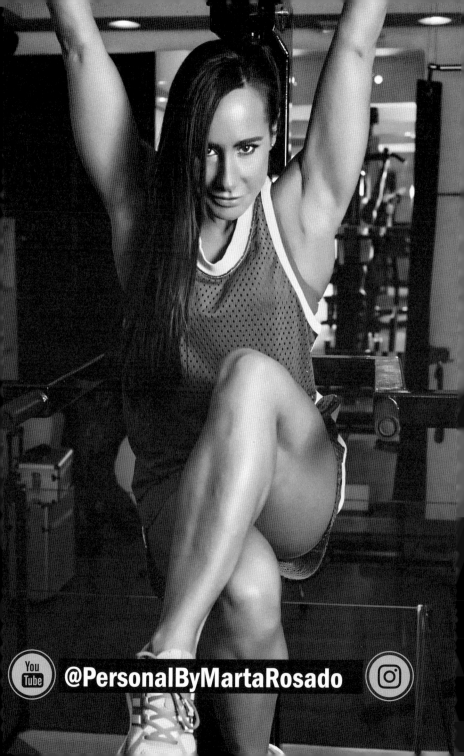

@PersonalByMartaRosado

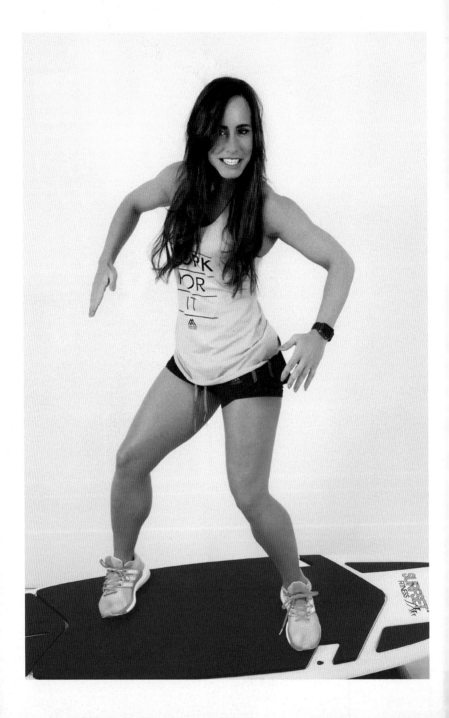

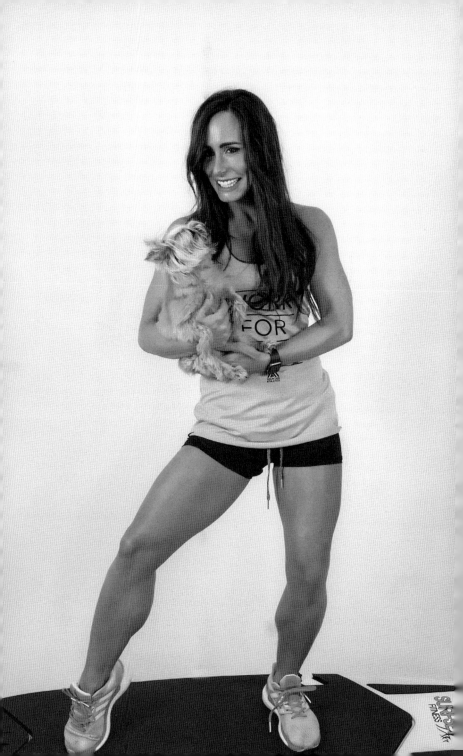